JN127995

糖尿病を予防する

血糖値が上がりにくい おいしいレシピ

監修：氏家 弘／料理：川上 文代

マイナビ

はじめに

私たちの身体のエネルギーとなる3大栄養素は、炭水化物、脂肪、タンパク質です。その身体は、60兆個もの単細胞からなりたっていますが、一個一個の細胞が独自にこの3大栄養素を代謝して、エネルギーをＡＴＰ（アデノシン三リン酸）として作り出さなければなりません。

タンパク質は、遺伝子の指令によってＤＮＡ→ＲＮＡ→アミノ酸→タンパク質となるもので、細胞の骨格、そして代謝の仲介をする酵素となります。脂肪は、脂質二重層となり細胞膜を作るだけでなく、コレステロールとなって内分泌ホルモンなど、体にとってなくてはならない機能を担当します。しかし、炭水化物は炭素数6個の単糖まで分解されたのち、細胞内に入り、ミトコンドリアの中にあるＴＣＡ回路で好気的に代謝され、二酸化炭素と水に分解されます。この時に多量のエネルギーがＡＴＰとしてつくられます。このＴＣＡ回路は、植物の持つ光合成、二酸化炭素と水から太陽の光の力によって単糖を作り出すメカニズムの逆といっても過言ではありません。

脂肪もタンパク質もＴＣＡ回路でエネルギーに変換されますが、太古の昔から細胞の代謝のメインストリートは炭水化物です。しかし、炭水化物の取り過ぎ、糖質が余った状態は逆に多くの疾患の元となります。血管内に余れば糖尿病を引き起こし、細胞内に余れば脂肪に変換され内臓脂肪へと変わります。

この本では、炭水化物を取り過ぎず、美味しく料理する方法を伝授します。

氏家 弘

PART 2
血糖値が上がりにくい おいしいメインおかず

PART 3
血糖値が上がりにくい おいしいサブおかず&汁物

PART 4 血糖値が上がりにくい おいしい麺モノ&ご飯モノ

PART 5 血糖値が上がりにくい おいしいおやつ

COLUMN

自覚症状がなく、知らぬ間に進行する

糖尿病について正しく理解しよう

日本では患者数が1000万人を超える糖尿病は、
ストレスや肥満、運動不足など日本人が抱える問題と直結しています。
病院で糖尿病と診断される前に、まずは自分でチェックしてみましょう！

糖尿病が疑われう者と可能性が否定できない者

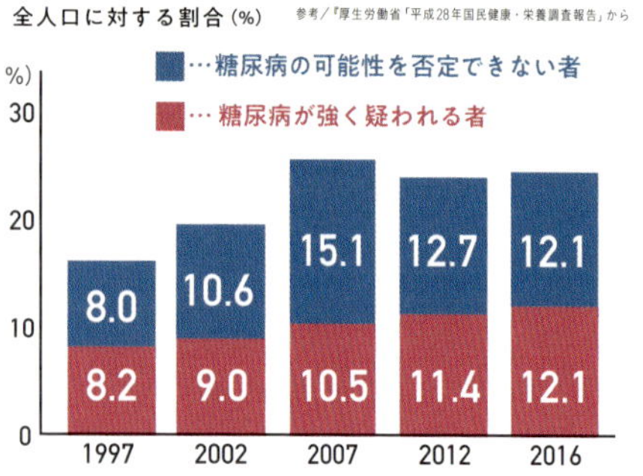

参考／『厚生労働省「平成28年国民健康・栄養調査報告」から

「糖尿病が強く疑われる者」の割合は12.1%、「糖尿病の可能性を否定っできない者」も12.1%で、合計で2000万人にものぼる。

病院で診断されるまで自分が病だと気づかない

厚生労働省が行った「平成28年国民健康・栄養調査」によると「糖尿病が強く疑われる人」は、およそ１０００万人（左グラフ参照）。それに加え「可能性が否定できない人」も同様に１０００万人ほどと推定されています。このように糖尿病は、どんどん身近なものになってきているといえるでしょう。

しかし、軽度の場合は自覚症状を感じにくいとされ、体の不調を覚えて病院にかかるとじつは糖尿病だった、ということが多いのです。後で詳しく紹介しますが、慢性化すると網膜症や脳梗塞などの恐ろしい合併症を引き起こすこともあります。

そこで少しでも病気の疑いがある場合は、一刻も早く手を打つ必要があります。まずは、糖尿病が発症するメカニズムについて、正しく理解しておきましょう。

日本人は血糖値が上がりやすい

人間の体は糖質（炭水化物）を主なエネルギー源として活用しています。糖質は消化されることでグルコース（ブドウ糖）となり、血液によって全身に運ばれて細胞に取り込まれます。この血液中のグルコースを「血糖」といい、血液中の血糖の量は「血糖値」と呼ばれます。

糖質を摂取すると体内の血糖値は高くなり、グルコースが消費されると血糖値は低くなります。健康な人はその増減の幅が正常に保たれますが、そこで重要な役割を果たすのが「インシュリン」というホルモン。血液中の糖をエネルギーに変えて血糖値を下げる働きをします。

インシュリンは、膵臓のランゲルハンス島で作られ、全身に運ばれますが、これが十分に働かないとグルコースは細胞内に吸収されず、血糖値が高くなります。この状態が慢性化すると「糖尿病」といいます。糖が血液中に増え過ぎて渋滞を起こすと、血管の内皮細胞が機能不全を起こします。そして酸素や栄養素が全身に運ばれなくなり、さまざまな合併症が起きてきます。

さて、糖尿病にはいくつかの種類がありますが、ここで覚えておきたいのが1型糖尿病と2型糖尿病。1型は膵臓の細胞が何らかの原因で壊れ、インシュリンが作られなくなることによって発症します。子どもや若年層に多い糖尿病です。

一方、日本の糖尿病患者の90％を占めているのが、2型糖尿病。もともと日本人は、インシュリンの分泌量が欧米人と比較すると少ないので、糖質が多い食事ですぐに血糖値が上がってしまいます。ここにストレス、肥満、運動不足などが加わることによって、血糖値が高い状態が慢性化するわけです。

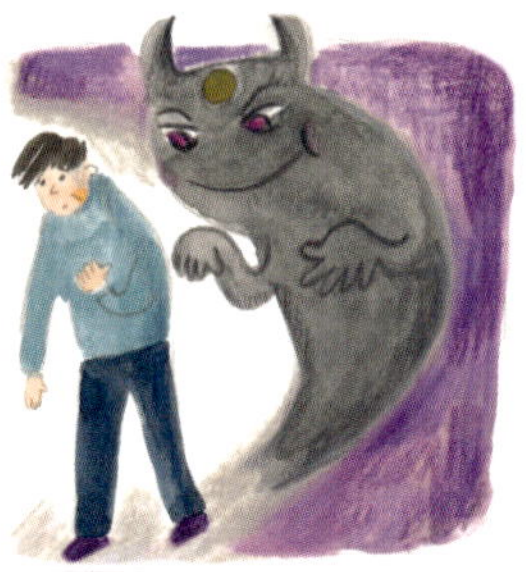

糖尿病を放っておくと重大な病気の原因に

では、糖尿病をそのまま放置するとどうなるのでしょうか。左の表に糖尿病が原因で起きる合併症を一覧にしてみました。

高血糖状態が持続すると、体はメタボ（メタボリックシンドローム）と呼ばれる、高血糖、高血圧、脂質異常といった症状を引き起こす状態になります。これを放っておくと、10年程度で網膜症や神経障害などを発症しますが、なかでも怖いのが脚の動脈硬化。最悪の場合、脚を切断しなければならないほどの状態になります。

さらに糖尿病を放置し20年程度経過すると腎症、脳梗塞、心筋梗塞といった病気が発症します。腎症は罹ると死ぬまで人工透析が必要になる病であり、また、脳梗塞や心筋梗塞も死に直結する重大な病気です。

糖尿病によって引き起こされる合併症

糖尿病になり血糖値が高い状態が続くと血管が破れたり詰まったりするため、さまざまな合併症が起きてくる。ここではその代表例を紹介。

1 メタボリックシンドローム

糖尿病の初期症状。内臓肥満に脂質異常、高血圧、高血糖が合わさった状態で、この状態になると2型糖尿病になるリスクが3～6倍に高まる。

2 網膜症

糖尿病が進むと失明の危険性が出てくる。これは血糖値が高い状態が続くと、目の毛細血管が破れたり詰まることが原因。発症までの自覚症状が出にくい。

3 神経障害

糖尿病が進行すると全身にしびれや痛みを感じたり感覚が麻痺するといった神経障害が起きてくる。発汗障害や勃起不全の症状も。

4 糖尿病足病変

糖尿病患者は水虫や細菌の感染、足の変形といった病気にかかりやすい。感染を起こしても痛みを感じないので、ひどい時には足壊疽で足を切断するケースも。

5 腎症

血糖値が高い状態が20年ぐらい続くと、腎臓が機能しなくなり、一生、人工透析が必要になる。現在多くの糖尿病患者が透析を受けている。

6 脳梗塞

正常な人に比べて糖尿病患者が脳梗塞になるリスクは男性が約2.2倍、女性は約3.6倍と非常に高い。寝たきりになる人も多い。

7 心筋梗塞

正常な人に比べて、糖尿病患者が心筋梗塞になるリスクは約3倍。心筋梗塞が起きる場所によっては、すぐに死に至ってしまうケースもある。

8 認知症

正常な人に比べて、糖尿病患者がアルツハイマー型認知症になるリスクは、2倍以上。脳血管性認知症になるリスクは約2.5倍にものぼる。

高血糖が続くとさまざまな症状が現れてくる

糖尿病の恐ろしさは分かっていただけたでしょうか。

冒頭で「糖尿病は自覚症状を感じにくい病気だ」と述べました。しかし、血糖値が高い状態が続くと、身体にさまざまな症状が現れてきます。つまり、それをチェックすればあなたの糖尿病危険度が分かります。

左に簡単なチェックテストを用意したので一度試してみてください。あなたはどのゾーンにいますか？

糖尿病危険度チェック

下の項目の中で、自分に当てはまるものを□欄にチェック。その合計個数であなたの糖尿病危険度を判定します。

- □ 何もしなくても疲れやすい
- □ トイレに行く回数が多い
- □ 汗をかきやすい
- □ 虫歯が多い
- □ いびきをかくことが多い
- □ 両親など家族に糖尿病患者がいる
- □ 運動はほとんどしない
- □ 自分は早食いだと思う
- □ 甘いものが好きで頻繁に食べる
- □ ラーメンや丼物を食べることが多い

チェックした個数で判定	
□ 0～3個 安全ゾーン	いまのところ糖尿病の危険はありません。過食を避けて適度な運動を行うことで、糖尿病のリスクを回避することができます。
□ 4～7個 要注意ゾーン	糖尿病予備軍の可能性があります。適度な運動と食生活の改善が必要です。一度医師に診察を受けてみましょう。
□ 8～10個 危険ゾーン	糖尿病の可能性があります。すぐにでも病院に行って血液検査を受けましょう。放っておくと合併症のリスクがあります

糖尿病予防の効果的な方法

低GIの食事と運動で高血糖を防ぐ!

前ページのチェックリストで「要注意」や「危険」と出た人は、
早急に生活改善を行う必要あり。
ここでは具体的な改善方法を紹介します。

健康な人と糖尿病患者の血糖値上昇の違い

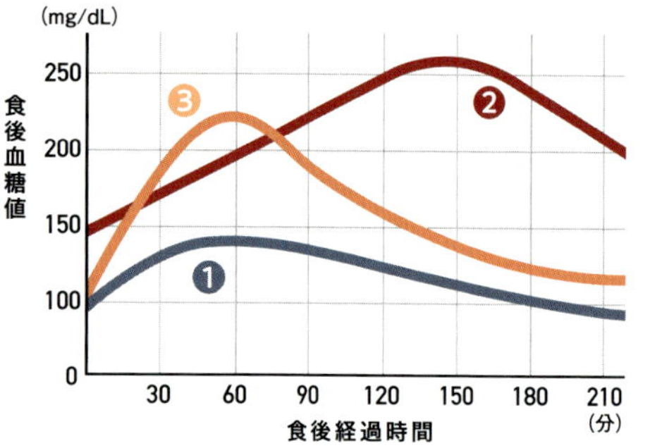

グラフの❶は健康な人、❷は糖尿病患者の血糖値の上昇パターン。❸は食後高血糖の人の上昇パターンだが、食後は急激に血糖値が上昇し、その後急速に下降することが分かる。

糖尿病予備軍「食後高血糖」に注意しよう

糖尿病を予防するためには、血糖値について十分に理解しておかなければなりません。

左のグラフを見てください。

血糖値は食後に上昇し、空腹時には低下するのが正常な状態（曲線①）。

しかし、糖尿病患者は食後、空腹時にも血糖値が高い状態が続きます（曲線②）。

また、空腹時は血糖値が正常でも、食後に血糖値が高くなり、すぐに急下降するケースもあります（曲線③）。

この状態は「食後高血糖」と呼ばれるもので、糖尿病の初期症状といえるでしょう。

糖尿病の予防・改善のため、この食後高血糖が起きないように注意する必要があります。

ラーメンや丼物などは血糖値上昇の最大の敵

血糖値の上がり方は食事の内容によって変わってきます。もっとも血糖値が上がりやすいメニューは、ラーメン、丼物など炭水化物を多く含む一品料理。そのほか、甘いお菓子や砂糖入り飲料水なども危険です。食後高血糖の症状が見られる人は、こうした食事を避けなければなりません。

一方で、血糖値が上がりにくい食事とはどんなものでしょうか。それは、栄養のバランスが良く取れている定食です。食物繊維が豊富な野菜などの料理を何品も食べることで、血糖値の上昇を抑えることが可能です。

なお、自分が食後高血糖状態にあるかどうかは、病院での食後血糖検査の尿糖検査で知ることができます。一度検査をしておくとよいでしょう。

食後高血糖値の上昇の鍵を握るGI値とは？

食事において重要なのは、血糖値が上がりにくい食材を選ぶことであり、その基準となるのがGIです。GIとはグライセミック・インデックス（Glycemic Index）の略。食品に含まれる糖質の吸収度を表します。このGIの数値を示す「GI値」が低い食品を積極的に摂れば、食後血糖値の上昇を抑えられます。糖尿病予防としてカロリー制限を提唱する考え方がありますが、近年は糖質制限やGI値を取り入れた予防法が主流になっています。代表的な低GI食品を左のページにまとめたので、それらを積極的に摂るようにしましょう。

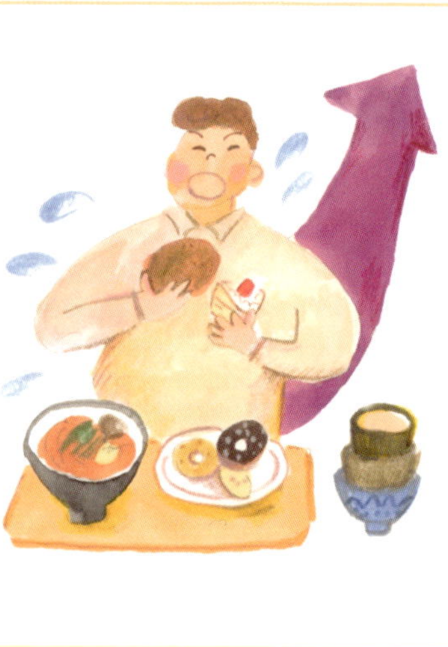

GI値の表

	GI値が高めの食材	GI値が低めの食材
野菜	かぼちゃ、さといも、じゃがいも、にんじん、やまいも	アスパラガス、アボカド、ピーマン、カリフラワー、きのこ類、きゅうり、ごぼう、トマト、なす、ねぎ、葉野菜、ブロッコリー、もやし、レタス、れんこん
その他	うどん、白いパン、そうめん、中華麺、白米、パスタ、ビーフン、餅	玄米、寒天、こんにゃく、全粒粉パスタ、全粒粉パンしらたき、そば、ひじき、ナッツ類、納豆

食事の時間や食べる順番にも注意が必要

低GI食品は糖質が少ないものがほとんどなので、それらを摂取することは結果的に糖質制限につながります。ただし、どうしても糖質の多いものを食べたい時もあると思います。その場合、日中に食べるようにしましょう。

昼間動いている間は基礎代謝が高いため多少なら糖質を摂っても問題ありませんが、その際に食べる順番に気をつけてください。野菜や海草など食物繊維を多く含む料理を最初に食べ、次に肉や魚といったタンパク質、最後にご飯などの炭水化物（糖質）を食べるのが理想的。このように食事の順番を工夫することで食後の血糖値上昇を抑えることができます。

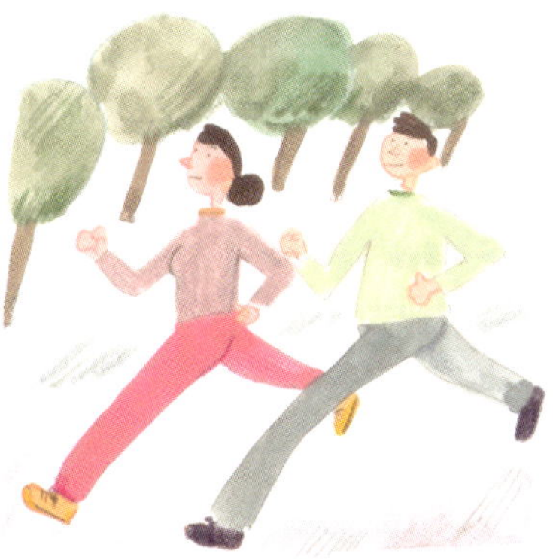

一方で、夜は基礎代謝が下がるので糖質が多い食事は極力避けるべきです。白米や白いパンは食べず、タンパク質と脂肪、そして主食は玄米や全粒粉のパンにするようにしましょう。また、寝る直前になにか食べるのは基本的に×。就寝３時間前から食事は一切摂らないようにするべきです。

このように糖質制限をしていくと、徐々に血糖値が高くなりにくい体質に変わっていきます。最初は夕食から糖質を減らしていき、次に昼と朝も少しずつ少なくしていくと、体が自然と糖質を避けるようになり、糖質に頼らない生活に変わることができます。

続けられる運動で糖尿病予防を

東北大学の研究チームは23年間にわたり、男性２２３５人を対象とした「運動と血糖値の上昇」に関する調査・研究を行いました。それによると運動を継続し、全身持久力を高めると糖尿病リスクを下げることができるというのです。２型糖尿病ではインシュリンの働きの低下が問題となるのですが、研究では運動を継続することで、インシュリンの働きが向上することが報告されています。また運動により筋肉量が増えることで、ブドウ糖の消費量が増えて、血糖値の上昇が抑えられることも分かりました。

このように糖尿病予備軍にとって運動は非常に有効な予防法なのですが、中でもとくに推奨したいのがウォーキング。１日１万歩を目安に行うとよいでしょう。歩くときは歩幅を大きく、遠くを見て歩くのがオススメ。遠くを見ることで副交感神経が活発になり、リラックスした状態で歩けます。他にも左欄で紹介しているように、筋トレや水泳なども効果的といえるので、自分に合った運動を見つけて早速始めてみましょう。

ウォーキング

糖尿病予防にもっとも効果的な運動。一度に長時間歩くのではなく、1日2回、1回30分　ほど歩くのがよい。

体操

ラジオ体操など体を動かす習慣をつけることで、糖尿病が予防できる。ステッパーなどの運動器具を使うのも◎。

水泳

有酸素運動なので筋肉への血流を増やし、血糖値を低下させられる。荷重による負担が少く、高齢者にもオススメ。

筋トレ

筋肉を増やすことでインシュリンの効果を高めることができる。ただし、やめると数日で効果がなくなるので継続が大切。

毎日の食生活に取り入れたい

糖尿病予防に効果のあるオススメ食材

運動や食事制限以外に糖尿病を改善するもの、それが「血糖値を上げない食品」です。
GI値の低い食材を選ぶことに加えて、
糖尿病予防効果が高いこれらの食品も積極的に取り入れましょう。

食物繊維を豊富に含む食材が糖尿病予防には効果的

日本には「医食同源」という言葉がありますが、糖尿病治療においてもこれは同じ。「血糖値を下げる」など、糖尿病を予防・改善することができるさまざまな食材があるのです。ここではその代表例を紹介していきましょう。

まず第一に挙げたいのが豆類。食物繊維が豊富なため、糖質がブドウ糖に分解・吸収される速度を穏やかにしてくれます。またカルシウムやマグネシウム、カリウムなどのミネラルが多く含まれており、血糖値の上昇を抑える働きをします。

次に推奨したいのが、ひじきやわかめなどの海藻類ときのこ類。水溶性食物繊維を豊富に含んでいるのが特徴ですが、これが近年テレビや雑誌などで話題の「腸内細菌」のエサになるのです。腸内細菌は腸のホルモン分泌を助け、免疫機能を活性化します。また海藻類は豆類と同じくミネラルを豊富に含むため、生活習慣病の予防も期待できます。

水溶性食物繊維を豊富に含む食材として、他にオクラや納豆などのネバネバ食品などが挙げられますが、それらは糖尿病予防にかなり効果的があるといえるでしょう。

また、アーモンドやくるみなどのナッツ類は、血高血糖の改善によいとされています。これらには不飽和脂肪酸やカリウム、カルシウム、マグネシウム、食物繊維などが豊富に含まれていて、メタボや高血圧などの予防に効果的です。海外の研究では、ナッツ類が2型糖尿病の血糖コントロールを改善する効果があることが報告されています。他には野菜や赤身の肉、魚なども高い効果を持っており、それらの食材に関しては上の欄で詳しく説明しています。

一方、飲み物では緑茶やコーヒーが糖尿病予防に効果的です。緑茶にはカテキン、コーヒーにはポリフェノールのクロロゲン酸が含まれていますが、ともに抗酸化作用があり、動脈硬化などの予防に有効です。さらに緑茶を飲み続けると血糖値が低下するという研究報告もあります。

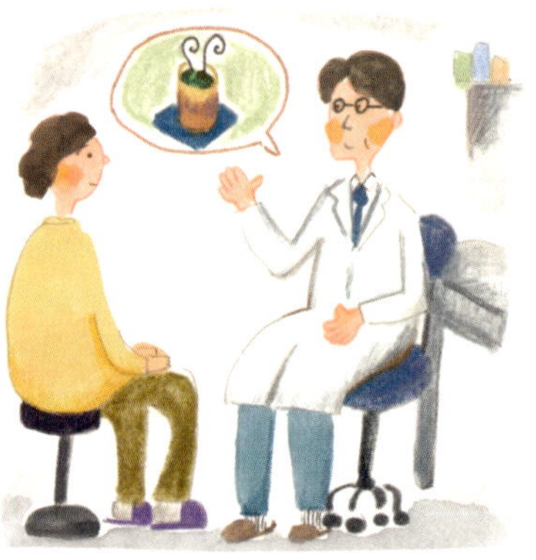

糖尿病予防効果が高い食品

豆類

豆類はGI値の低い食品で、食物繊維やカルシウムやマグネシウム、カリウムなどのミネラルを豊富に含んでいます。スペインの大学の研究では、豆類（大豆を除く）を多く摂取する人は、摂取量が低い人よりも糖尿病の発症率が低いという結果が報告されています。

海藻・ネバネバ食品

人体では、小腸が出す「インクレチン」というホルモンが膵臓のβ細胞に働きかけることで、インシュリンの分泌を促進します。この働きをさらに強めるのが水溶性食物繊維を多く含む海藻やきのこ類、ネバネバ食品などです。

野菜・肉の赤身・魚

インシュリンの原料となるのが野菜に含まれるビタミンCや、肉の赤身や魚に含まれる亜鉛、タンパク質です。これらの食材を積極的にメニューに取り込むことは、インシュリンの原材料補給を行うことになり、結果的に血糖値の正常化を促します。

糖尿病を予防する

7つのオススメ栄養素

低GIな食事の心がけが大事な糖尿病予防。
加えて以下のような栄養素をしっかりと摂ることでより高い効果が期待できます。

ビタミンB群

ビタミンB1、B2、B6、B12、ナイアシン、パントテン酸、葉酸、ビオチンの総称。なかでもB1は、糖質が分解されエネルギーとなる過程で必要となる栄養素。B2は生活習慣病の予防に不可欠な栄養素であり、動脈硬化症や老化の原因となる有害物質が体内で生成されるのを防いでくれる。糖尿病患者はB12が吸収されにくく、神経障害などの合併症はB12、B1、B6を一緒に補給すると症状が改善することがある。

オススメ食材&素材

豚肉・うなぎ・かつお・鶏レバー

フラボノイド

野菜や果物などに含まれる色素成分。抗酸化作用が強く、血管を丈夫にする働きがある。フラボノイドには糖尿病や動脈硬化、高血圧、認知症などを予防する効果がある。フラボノイドにはさまざまな種類があるが、代表的なものとして大豆に含まれる「イソフラボン」、緑茶に含まれる「カテキン」、玉ねぎに含まれる「ケルセチン」などが挙げられる。フラボノイドは野菜に多く含まれているので、サラダなどを多く食べることで摂取量を増やせる。

オススメ食材&素材

野菜・緑茶・赤ワイン

ビタミンC&E

ビタミンC、Eはともに細胞の酸化を防いで動脈硬化を予防する栄養素。血圧を正常化する働きを持つ。またビタミンEは血中のコレステロール値を下げたり、毛細血管を広げたりする作用を持っている。2型糖尿病の原因のひとつに活性酸素が挙げられるが、ビタミンC、Eのような抗酸化物質は活性酸素を抑制・除去してくれるため、十分に摂取することで、糖尿病のリスク軽減が期待できる。

オススメ食材&素材

アーモンド・緑黄色野菜

食物繊維

野菜、海藻、きのこなどに豊富に含まれている食物繊維。食物の消化吸収を遅らせ、血糖値の急激な上昇を抑える働きをする。また、これを摂取すると満腹感が得られ、食欲を抑制することができる。他にも腸内細菌のバランスの改善により消化管ホルモンの分泌を刺激し、インシュリンの分泌を促すなど、糖尿病予防にとって万能の栄養素といえる。

オススメ食材&素材

野菜・海草・きのこ

鉄分

糖尿病患者は正常な人に比べて貧血を合併しやすい。貧血の原因は血中のヘモグロビンの低下だが、ヘモグロビンの主な構成成分となるのがミネラル成分の鉄分。ヘモグロビンが不足すると酸素が全身に運搬されなくなるので、鉄分は非常に重要とされる。

オススメ食材&素材

かき・しじみ・鮭
緑黄色野菜

マンガン

細胞内で抗酸化作用の要となる酵素の大事な構成要素となる。マンガン不足になるとインシュリン抵抗性を招き糖尿病発症のリスクが高まることになる。体内では組織や臓器に広く存在して、酸化防止などさまざまな代謝に関わっている。比較的植物性の食品に多く含まれる。

オススメ食材&素材

玉露・モロヘイヤ・しじみ

BCAA

バリン、ロイシン、イソロイシンから成る必須アミノ酸の総称。ロイシンは、膵臓におけるインシュリンの分泌を促進する働きを持つため、高血糖の改善には欠かせない栄養素である。BCAAは運動で筋タンパク質が分解するのを防ぐ働きも持っている。

オススメ食材&素材

かつお・さんま
牛肉・大豆

おうちで手軽に低GI!

全粒粉の麺&点心の作り方

パスタやうどん、餃子など小麦粉で作られた麺や皮を使ったメニューは、
GI値が高いため避けたいもの。ですが全粒粉から手作りすれば、
糖尿病の予防中でもそれらの食事を楽しめます! ポイントは、コシが強い強力粉の
全粒粉を使うこと。冷凍もOKなので、多めに作って保存しておくと便利です。

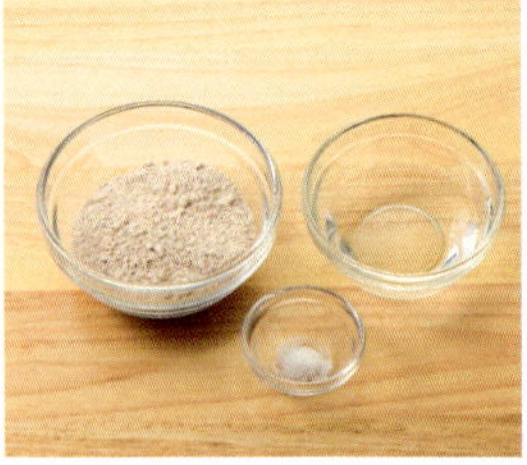

材料A

パスタ・点心の材料(2人分・130g)

- 全粒粉(強力粉)…70g
- 追加の全粒粉(強力粉)…10g
- 水…45g
- 塩…ひとつまみ
- 打ち粉(全粒粉)…適量

材料B

うどんの材料(2人分・220g)

- 全粒粉(強力粉)…120g
- 追加の全粒粉(強力粉)…10g
- 水…80g
- 塩…ひとつまみ
- 打ち粉(全粒粉)…適量

作り方

1

ボウルに全粒粉、塩、水を入れ、フォークや菜箸で混ぜる。

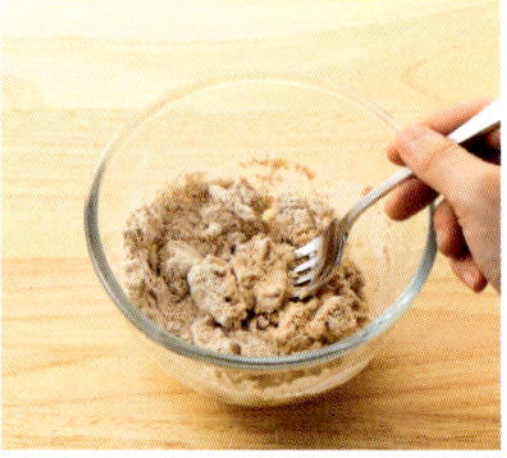

2

ある程度混ざったら台に取り出す。ヘラなどを使って、ボウルについた粉もすべてきれいに出す。

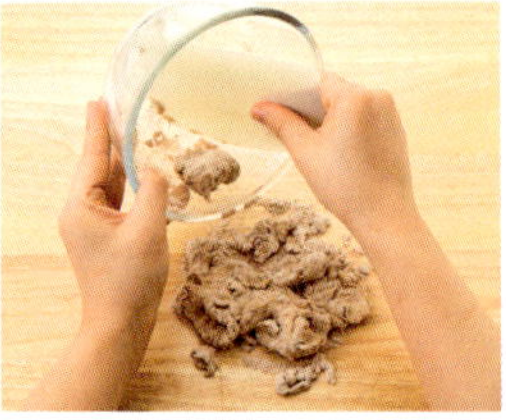

3

手で生地を伸ばしたら折りたたむ、という作業を繰り返す。粉っぽさがなくなるまでよくこねる。

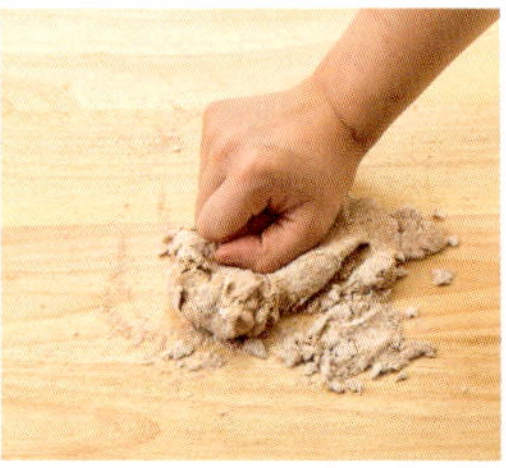

4

1つに丸めてラップに包み、15分休ませる。ラップを外し、追加の全粒粉を加えてさらにこねる。再度ラップに包んで15分以上休ませる。

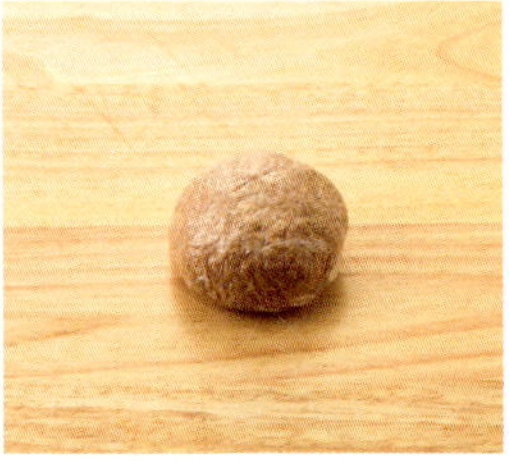

5

打ち粉をした台に❹を取り出し、さらに打ち粉をしながら麺棒で生地を延ばす。パスタ、点心は厚さ1〜2㎜の長方形に(写真Ⓐ)、うどんは厚さ3〜4㎜の長方形に(写真Ⓑ)。

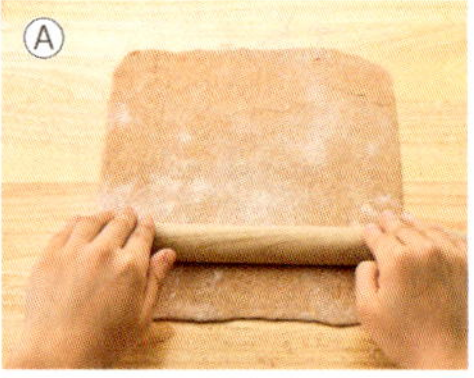
Ⓐ

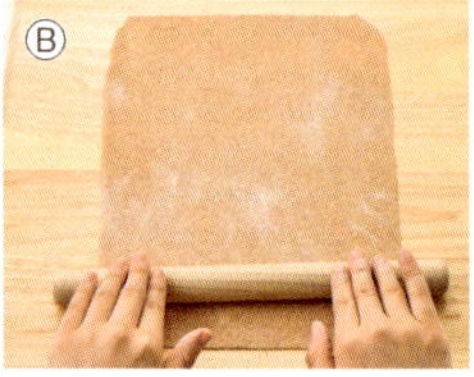
Ⓑ

6

うどん、パスタはどちらも打ち粉をたっぷりとして3つに折り、5㎜幅に切る(写真Ⓒ、Ⓓ)。点心(餃子の皮)は直径8㎝の丸い抜き型か、グラスなどで抜く(約10枚分)(写真Ⓔ)。点心(ワンタンの皮)は6㎝四方に切る(約14枚分)。

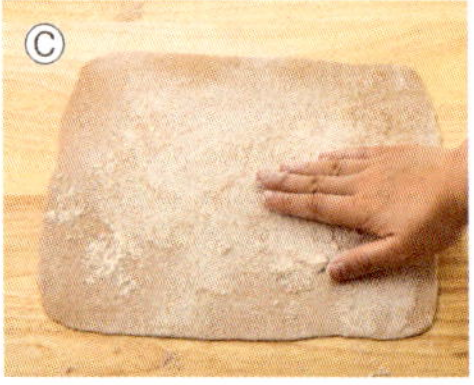
Ⓒ

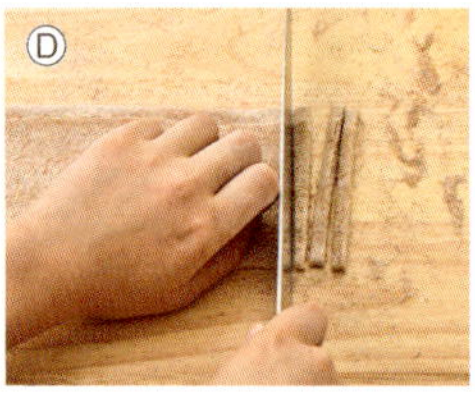
Ⓓ

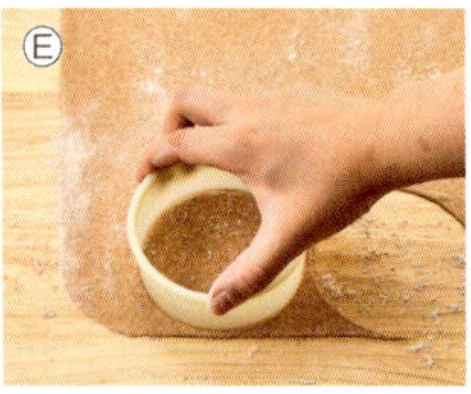
Ⓔ

P.90

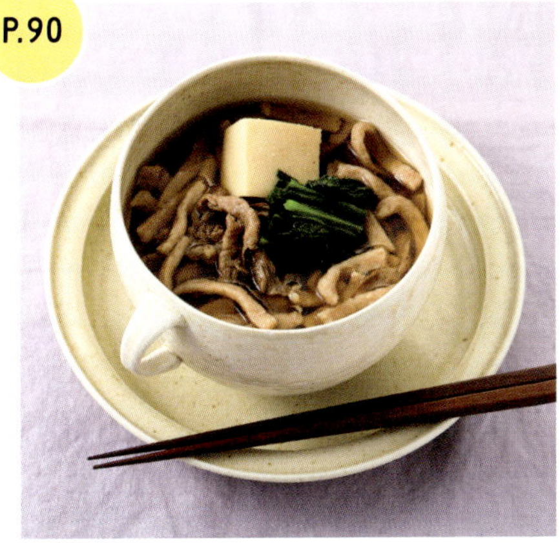

全粒粉の肉うどん

うどん

ゆでてざるに上げ、好みのつゆを注ぐ温うどん、もしくは冷水で冷やしてつゆを付けて食べるざるうどんに。片栗粉をまぶしてジッパーつき保存袋に入れれば、冷蔵や冷凍で保存可能。

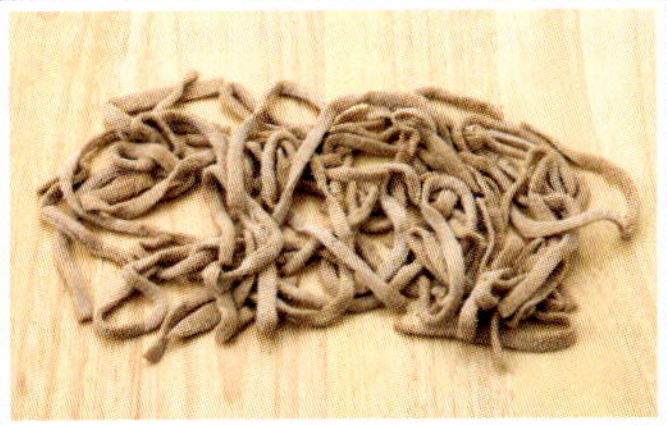

P.93

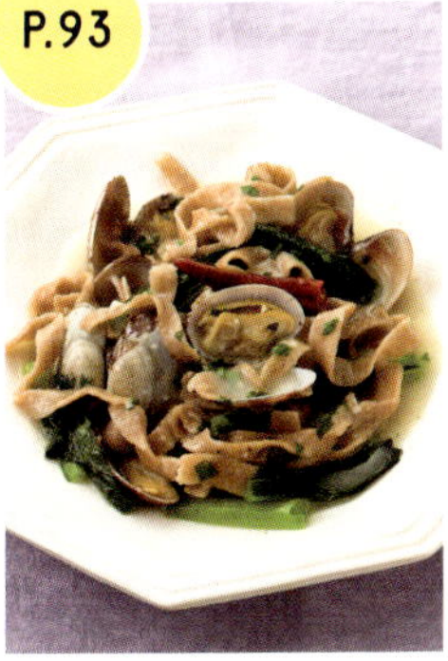

全粒粉パスタ
カルボナーラ

P.91

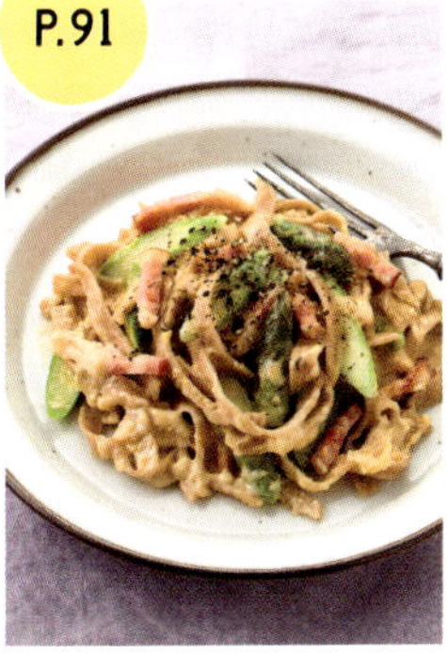

全粒粉パスタ
ボンゴレ

パスタ

ゆでてざるに上げ、好みのソースに絡めて。幅広なので、クリーム系のソースと相性抜群。片栗粉をまぶしてジッパーつき保存袋に入れれば、冷蔵や冷凍で保存可能。

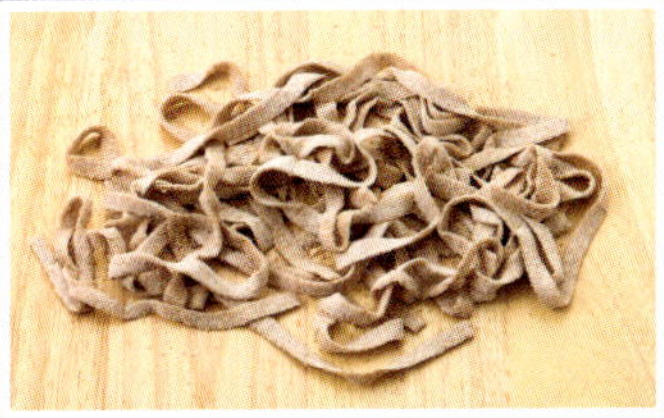

P.42

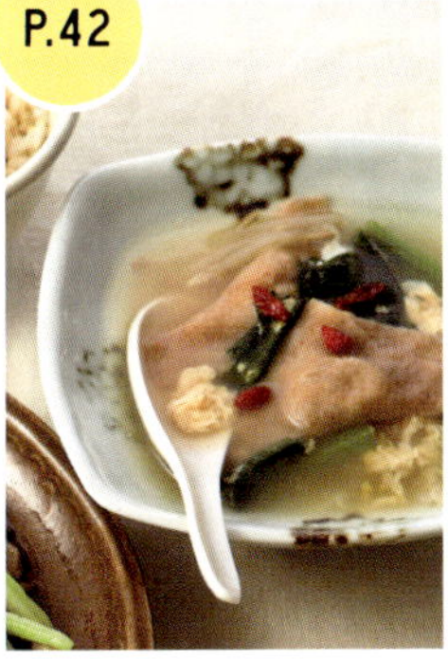

ほうれん草と全粒粉
ワンタンのスープ

P.56

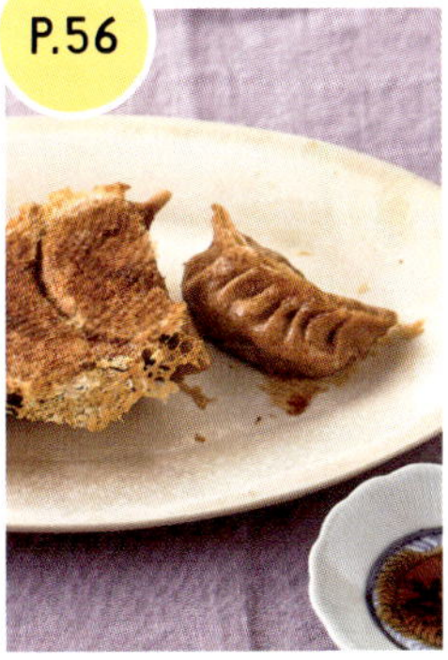

全粒粉の
手作り皮餃子

点心

好みの具を包んで煮たり焼いたり。扱い方は普通の点心の皮と同様でOK。片栗粉をまぶしてジッパーつき保存袋に入れれば、冷蔵や冷凍で保存可能。

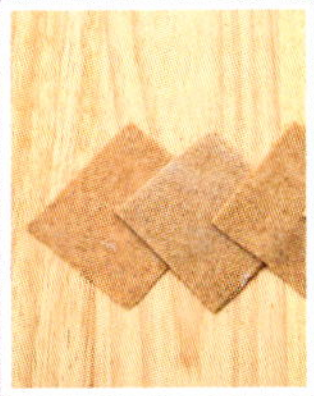

【ワンタンの皮】

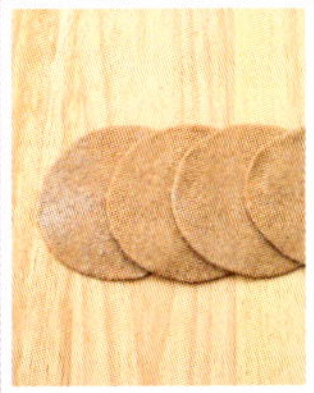

【餃子の皮】

本書の使い方

この本では、糖質を減らしつつ栄養素がたくさん摂れるよう、
おかずに含まれる栄養素や献立を組むヒントなどを掲載しています。
上手に活用して、日々の糖尿病予防に役立ててください。

1 主材料アイコン
メイン食材のカテゴリを説明しています。

2 糖質・塩分・熱量
献立、おかずともに1人分の量を表記しています。

3 副菜・汁物アイディア
献立に飽きないための、副菜バリエーションを提案しています。

4 含まれる栄養素
献立、おかずに含まれるオススメ栄養素(P.11参照)を紹介しています。

5 ポイント
糖質を減らすコツや調味のポイントなどを紹介しています。

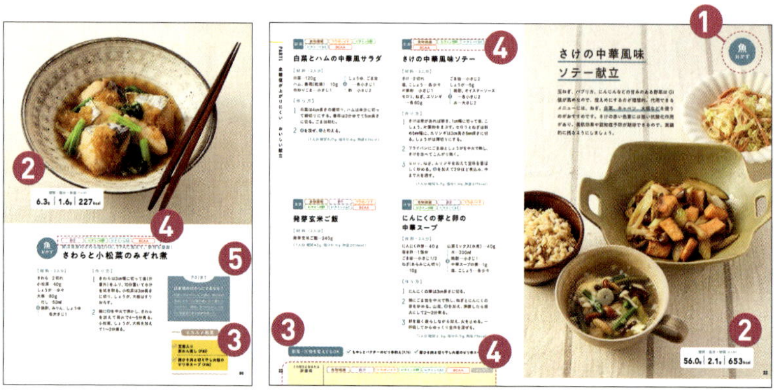

2 3

糖尿病食事療法では、一般的に1回の食事の糖質量は20g～40gで指導されることが多く、本書の献立は満足感も考慮して基本的に1回あたり20g～50g前後になるように組んでいます。自分で献立を考えるときも、1日3食で120g以下になるように計算しましょう。糖質が気になる方は、ご飯や麺類を含まない献立も用意していますので、大きく減らすことができます。

主食をなくすことで確実に糖質を減らせます

糖尿病は、初期の段階では自覚症状がわかりにくいため、日頃からの予防が大切です。そのポイントとなるのが運動と食事です。運動は高い予防効果が期待でき、軽度の場合であれば改善にもつながりますが、継続的に行う必要があるので、現実的には難しい方も多いでしょう。そこで本書では、毎日取り組むことができる食事について解説しています。

糖尿病は、血糖値の高い状態が慢性化した状態のこと言うため、血糖値が上がりにくい食事を摂ることが重要です。しかし、血糖値が上がる原因は、糖質の多い食事であるため、糖尿病予防のメニューは簡素で味気がないという印象があります。

本書では、美味しさや満足感を損ねないようにしながら糖質をできるだけ抑えることができるレシピを掲載しています。糖質については、ご飯を含めた献立でも50g前後となっているのが特徴です。

かつおと昆布のだし汁

【材料・3カップ分】 昆布…10g　水…4カップ　けずりがつお…5g

【作り方】

1 昆布の表面をぬれ布巾で軽くふき、水と共に鍋に入れ、10分ほどで沸騰する火加減で、火にかける。

2 味が出てきたら、昆布を取り出す。

3 けずりがつおを加えて沸騰したら弱火にする。アクを取り、火を止めて5分したら静かにこす。 (100mlあたり 塩分0.1g、00kcal)

バター（上澄み）

【材料・1/2カップ分】 バター…130g

【作り方】

1 バターを耐熱容器に入れて湯煎し、分離したらあら熱を取って冷蔵庫に入れる。

2 固まったら上澄みの部分を取り出して、ペーパータオルで水分を取り、密閉容器に入れて保存する。 (100gあたり 塩分0.0g、92kcal)

保存期間:冷蔵で3週間

【この本の表示について】

- 小さじ1は5ml、大さじ1は15ml、1カップは200mlです。
- 電子レンジの加熱時間は600Wのものを、オーブントースターの加熱時間は1200Wのものを中火で使用した場合の目安です。それぞれお持ちの商品に合わせて調整してください。
- 加熱時間は、火加減や鍋の様子などによって異なる場合があります。様子を見ながら調理してください。
- 本書の「だし」はかつおと昆布のだし汁です(左参照)。
- 野菜などの下ごしらえは、一部省略してあります。
- 材料は2人分で表記してあります。
- 材料の目安量(個、本など)は、素材の大きさによって異なります。
- 本書で使用している「全粒粉パン粉」は、全粒粉パンを冷凍し、すりおろせば自作できます。
- 本書で紹介しているオススメ栄養素の数値は、文部科学省の「日本食品標準成分表2015年度版(七訂)」から引用しています。ポリフェノール、カルニチンについては、ここに記載がないため、具体的な数値を表記しておりません。

PART

1

血糖値が上がりにくい おいしい 献立

GI 値のことを考えすぎて、 上手く献立が組めない……という方にオススメしたいのが、 本章。 低 GI をキッチリ意識しつつ栄養素が十分摂れて、 そしてもちろんおいしさ抜群! そんな一汁二菜の素材別献立が、 勢ぞろいです。

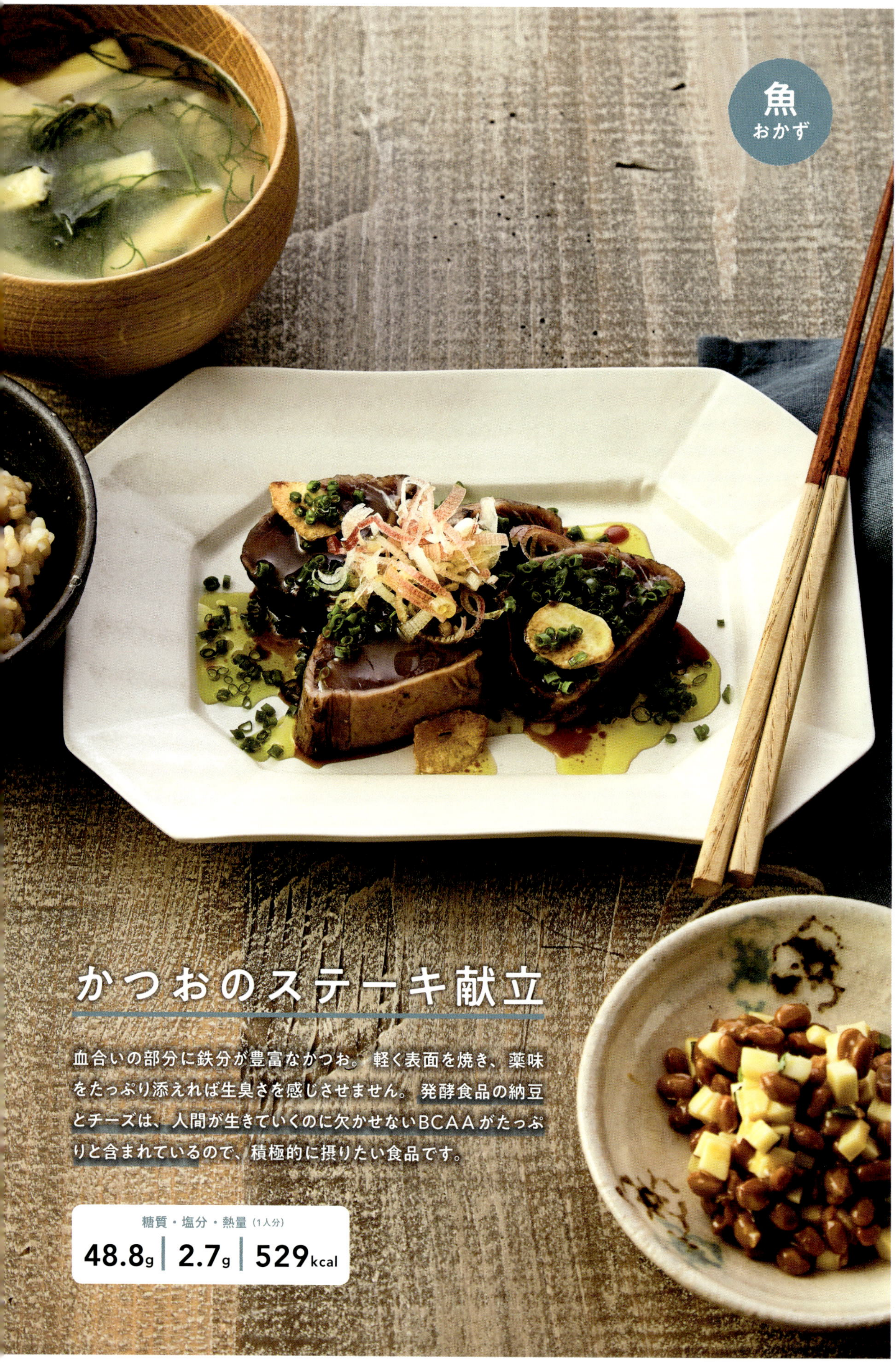

かつおのステーキ献立

血合いの部分に鉄分が豊富なかつお。軽く表面を焼き、薬味をたっぷり添えれば生臭さを感じさせません。発酵食品の納豆とチーズは、人間が生きていくのに欠かせないBCAAがたっぷりと含まれているので、積極的に摂りたい食品です。

糖質・塩分・熱量（1人分）

48.8g | 2.7g | 529kcal

副菜 食物繊維 鉄分 フラボノイド ビタミンB群 ビタミンC&E BCAA

納豆チーズ和え

【材料・2人分】

プロセスチーズ…20g
バジルの葉…1枚
納豆(たれ、からし付き)…50g

【作り方】

1 チーズは5㎜角に切り、バジルは5㎜四方に切る。

2 納豆に添付のたれ、からしを入れてよく混ぜ、❶を加えて和える。

(1人分 糖質1.9g、塩分0.7g、熱量87kcal)

主菜 鉄分 ビタミンB群 BCAA

かつおのステーキ ガーリック風味

【材料・2人分】

かつお…150g
塩、こしょう…各少々
片栗粉…小さじ1
オリーブ油…15g
にんにく(薄切り)…1かけ分
レモン汁、しょうゆ…各小さじ2
青ねぎ(小口切り)…大さじ2
みょうが(小口切り)…1個分

【作り方】

1 かつおは塩、こしょうをして片栗粉をはたく。

2 フライパンにオリーブ油5gを熱し、表面をこんがり焼いたら取り出して1.5㎝幅に切る。

3 小鍋に残りのオリーブ油(10g)とにんにくを熱し、きつね色になったら取り出す。レモン汁としょうゆを合わせ、たれを作る。

4 器にかつおを盛り、青ねぎ、みょうが、❸のにんにくをのせ、たれをかける。

(1人分 糖質3.5g、塩分1.1g、熱量212kcal)

主食 食物繊維 鉄分 フラボノイド ビタミンB群 ビタミンC&E BCAA

発芽玄米ご飯

【材料・2人分】

発芽玄米ご飯…240g

(1人分 糖質42g、塩分0.0g、熱量201kcal)

汁物 食物繊維 鉄分 フラボノイド ビタミンB群 ビタミンC&E BCAA

油揚げとおかひじきのみそ汁

【材料・2人分】

油揚げ…1/3枚
おかひじき…10g
だし…300㎖
みそ…小さじ2

【作り方】

1 油揚げは3cm長さの短冊切りにし、湯通しする。

2 鍋にだしを中火で沸かし、油揚げを入れてみそを溶く。

3 おかひじきを加えて軽く火を通す。

(1人分 糖質1.4g、塩分0.9g、熱量30kcal)

副菜・汁物を変えてもOK ✓ 小松菜とたこのゆずこしょう和え(P.77) ✓ きのこ入り豚汁(P.82)

この献立に含まれる栄養素 食物繊維 鉄分 フラボノイド ビタミンB群 ビタミンC&E BCAA マンガン

魚
おかず

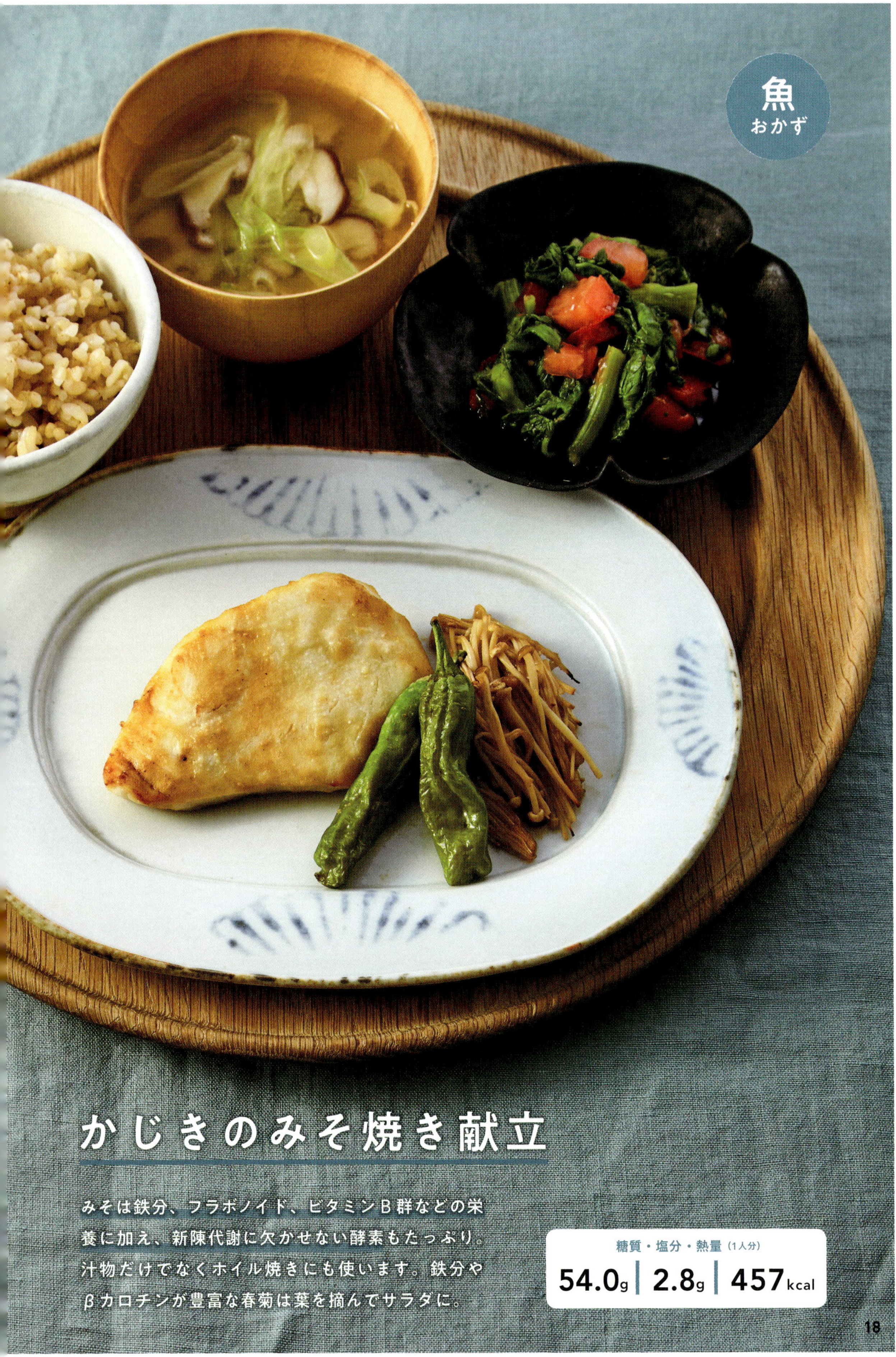

かじきのみそ焼き献立

みそは鉄分、フラボノイド、ビタミンB群などの栄養に加え、新陳代謝に欠かせない酵素もたっぷり。汁物だけでなくホイル焼きにも使います。鉄分やβカロチンが豊富な春菊は葉を摘んでサラダに。

糖質・塩分・熱量（1人分）

54.0g | 2.8g | 457kcal

副菜 食物繊維 フラボノイド ビタミンB群 ビタミンC&E

春菊とトマトのサラダ

【材料・2人分】

春菊、トマト…各80g

Ⓐ 梅肉、しょうゆ、ごま油、酢…各小さじ1

【作り方】

1 春菊は葉を摘む。茎は3cm長さに切ってさっと塩ゆで(分量外)し、冷まして水分を取る。トマトは1cm角に切る。

2 Ⓐを混ぜ、❶と和える。

(1人分 糖質4.0g、塩分0.9g、熱量46kcal)

主菜 食物繊維 ビタミンB群 ビタミンC&E BCAA

かじきのみそ焼き

【材料・2人分】

めかじき…2切れ

みそ、みりん…各小さじ1

しし唐辛子…4本

えのきたけ…50g

Ⓐ しょうゆ、みりん…各小さじ1/2

【作り方】

1 めかじきに塩(分量外)をふり、10分したら水分を拭く。みそとみりんを混ぜてめかじきに塗り、ラップに包んで30分ほど置く。

2 しし唐辛子はところどころ竹串を刺す。えのきは根元を落として半分の長さに切り、Ⓐをからめる。

3 アルミホイルに❶、❷を並べ、魚焼きグリルもしくはオーブントースターで魚がこんがりするまで12分ほど(野菜が焦げそうな場合は途中で取り出す)焼く。

(1人分 糖質4.6g、塩分1.0g、熱量183kcal)

主食 食物繊維 鉄分 フラボノイド ビタミンB群 ビタミンC&E BCAA

発芽玄米ご飯

【材料・2人分】

発芽玄米ご飯…240g

(1人分 糖質42g、塩分0.0g、熱量201kcal)

汁物 食物繊維 鉄分 フラボノイド ビタミンB群 ビタミンC&E

ねぎとしいたけのみそ汁

【材料・2人分】

ねぎ…60g

しいたけ…2枚

だし…300mℓ

みそ…小さじ2

【作り方】

1 ねぎは斜め5mm幅に切り、しいたけは薄切りにする。

2 鍋にだしを中火で沸かし、❶を加えて3分煮て、みそを溶き入れる。

(1人分 糖質3.4g、塩分0.9g、熱量28kcal)

副菜・汁物を変えてもOK

✓ レタスとマッシュルームと生ハムのサラダ(P.74) ✓ 豆腐ととろろ昆布のすまし汁(P.83)

この献立に含まれる栄養素

食物繊維 鉄分 フラボノイド ビタミンB群 ビタミンC&E BCAA マンガン

魚
おかず

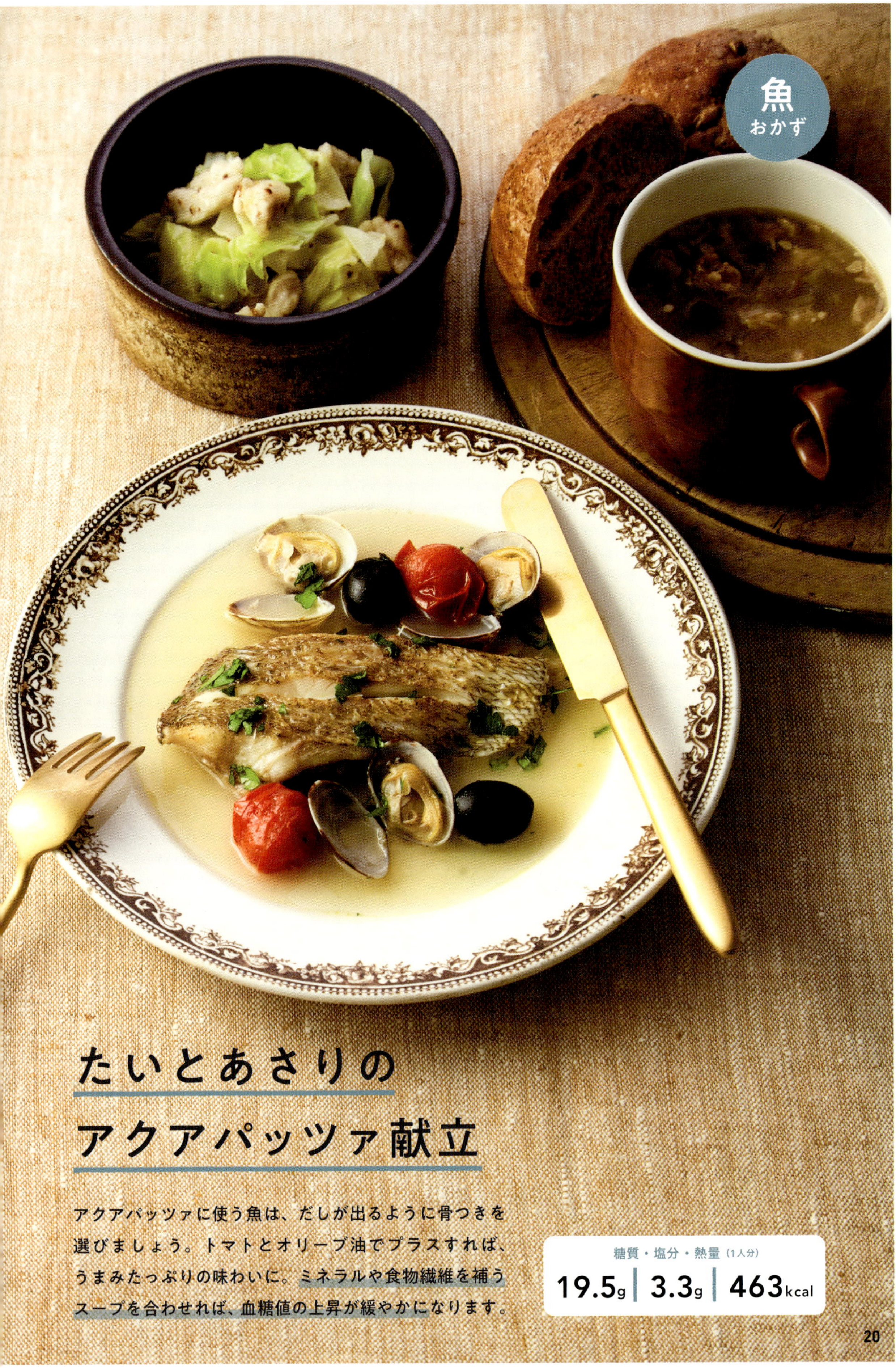

たいとあさりの
アクアパッツァ献立

アクアパッツァに使う魚は、だしが出るように骨つきを選びましょう。トマトとオリーブ油でプラスすれば、うまみたっぷりの味わいに。ミネラルや食物繊維を補うスープを合わせれば、血糖値の上昇が緩やかになります。

糖質・塩分・熱量（1人分）

19.5g | 3.3g | 463kcal

副菜　食物繊維　ビタミンC&E　BCAA

キャベツと鶏のサラダ

【材料・2人分】

キャベツ…120g
鶏むね肉(皮なし)
…50g
塩、こしょう…各少々
片栗粉…小さじ1/2
ピーナツオイル…小さじ1
レモン汁…小さじ1
粒マスタード…3g

【作り方】

1 キャベツは3cm四方に切る。鶏肉は1cm角に切り、塩、こしょう、片栗粉をまぶす。

2 耐熱容器に❶、ピーナツオイル、塩、こしょうを入れて全体を混ぜ、ふんわりラップをかけて電子レンジで3分加熱する。

3 レモン汁、マスタードを加えて和える。

(1人分 糖質3.1g、塩分0.3g、熱量70kcal)

主菜　鉄分　ビタミンB群　ビタミンC&E　BCAA

たいとあさりのアクアパッツァ

【材料・2人分】

たい(骨付き切り身)
…2切れ
あさり…6個
塩、こしょう…各少々
にんにく…1/2かけ
ミニトマト…4個
オリーブ油…小さじ1
ブラックオリーブ…4個
白ワイン…30mℓ
水…120mℓ
イタリアンパセリ
(あらみじん切り)…少々

【作り方】

1 たいの皮目に切り込みを入れて塩、こしょうをまぶす。あさりは砂抜きをして殻同士をこすり洗いする。にんにくはたたきつぶし、ミニトマトはヘタを取る。

2 フライパンにオリーブ油とにんにくを中火で熱し、香りが出たらたいを皮目から入れて焼き、裏返す。

3 あさり、オリーブ、トマト、白ワイン、水、塩、こしょうを加えてふたをし、3分ほど中火で火を通す。

器に盛り、イタリアンパセリを散らす。

(1人分 糖質2.9g、塩分0.4g、熱量193kcal)

主食　食物繊維　鉄分　ビタミンB群　マンガン

全粒粉パン

【材料・2人分】

好みの全粒粉パン…70g

(1人分 糖質11.9g、塩分1.4g、熱量87kcal)

汁物　食物繊維　ビタミンB群　マンガン

しめじとくるみのスープ

【材料・2人分】

しめじ、ねぎ…各30g
くるみ…20g
バター(上澄み)…10g

Ⓐ
水…300mℓ
塩…2g
チキンブイヨンの素…1g
こしょう…少々

【作り方】

1 ねぎ、くるみ、石づきを落としたしめじはあらみじん切りにする。

2 鍋にバターを中火で熱し、❶をじっくり炒め、Ⓐを加えて弱火で8分煮る。

(1人分 糖質1.7g、塩分1.2g、熱量114kcal)

副菜・汁物を変えてもOK

✓ レタスとマッシュルームと生ハムのサラダ(P.74)　✓ しじみとたけのこ入りスープ(P.87)

この献立に含まれる栄養素　食物繊維　鉄分　フラボノイド　ビタミンB群　ビタミンC&E　BCAA　マンガン

さけの中華風味
ソテー献立

魚
おかず

玉ねぎ、パプリカ、にんじんなどの甘みのある野菜はGI値が高めなので、控えめにするのが理想的。代用できるメニューには、ねぎ、白菜、キャベツ、大根などを使うのがおすすめです。さけの赤い色素には強い抗酸化作用があり、美肌効果や認知症予防が期待できるので、意識的に摂るようにしましょう。

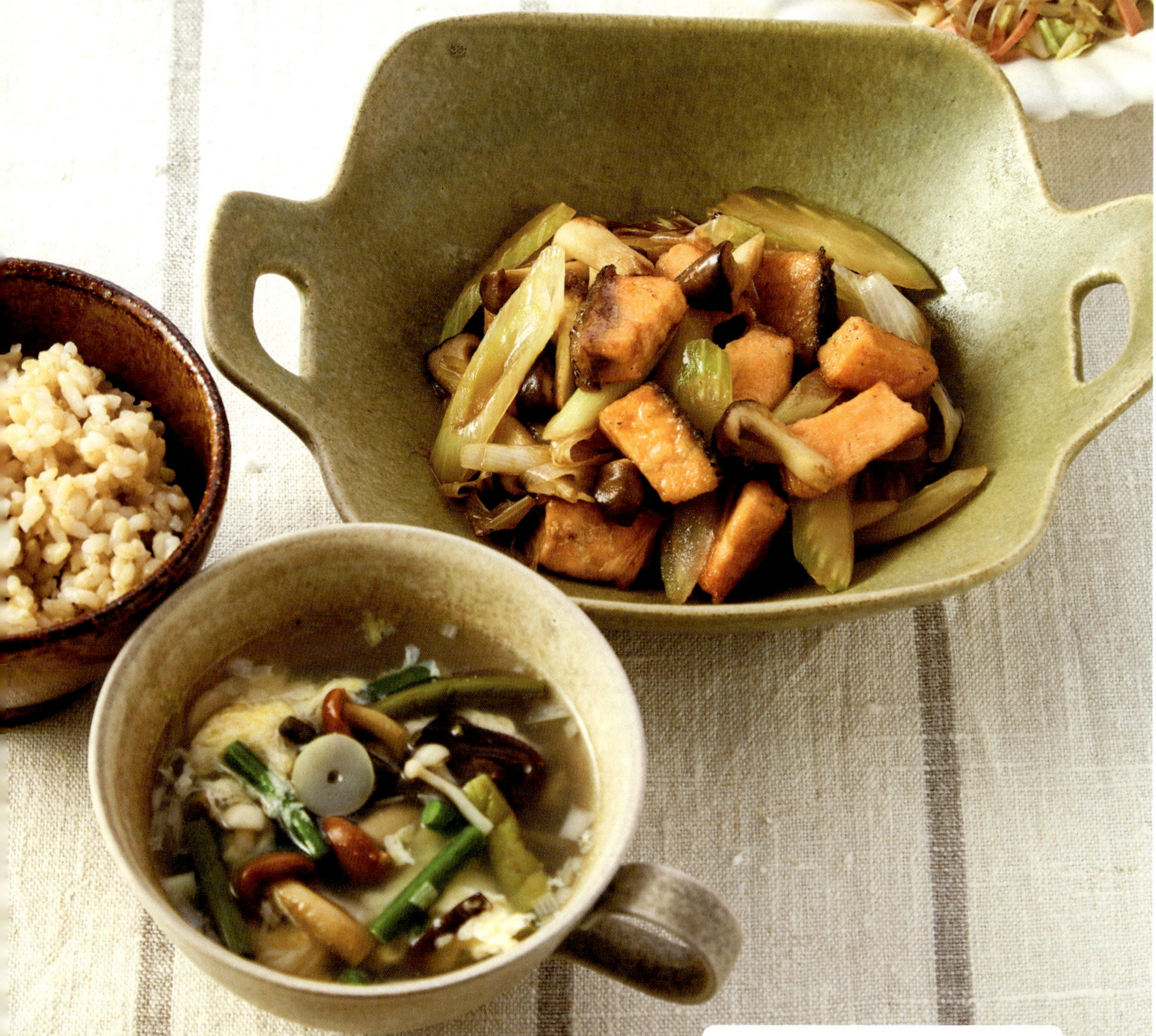

糖質・塩分・熱量（1人分）

56.0g | 2.1g | 653kcal

副菜 食物繊維 フラボノイド ビタミンB群 ビタミンC&E BCAA

白菜とハムの中華風サラダ

【材料・2人分】

白菜…120g
ハム、春雨(乾燥)…10g
白炒りごま…小さじ1

A しょうゆ、ごま油…各小さじ1
　酢…小さじ2

【作り方】

1 白菜は4cm長さの細切り、ハムは半分に切って細切りにする。春雨は3分ゆでて5cm長さに切る。ごまは刻む。

2 Aを混ぜ、1と和える。

（1人分 糖質6.0g、塩分0.6g、熱量63kcal）

主菜 食物繊維 ビタミンB群 ビタミンC&E BCAA

さけの中華風味ソテー

【材料・2人分】

さけ…2切れ
塩、こしょう…各少々
片栗粉…小さじ1
セロリ、ねぎ、エリンギ…各60g
ごま油…小さじ2
しょうが…5g

A 焼酎、オイスターソース…各小さじ2
　水…大さじ2

【作り方】

1 さけは骨があれば除き、1cm幅に切って塩、こしょう、片栗粉をまぶす。セロリとねぎは斜め5mm幅に、エリンギは3cm長さ5mm厚さに切る。しょうがは薄切りにする。

2 フライパンにごま油としょうがを中火で熱し、さけを並べてこんがり焼く。

3 セロリ、ねぎ、エリンギを加えて全体を香ばしく炒める。Aを加えて2分ほど煮込み、中まで火を通す。

（1人分 糖質5.7g、塩分1.0g、熱量317kcal）

主食 食物繊維 鉄分 フラボノイド ビタミンB群 ビタミンC&E BCAA

発芽玄米ご飯

【材料・2人分】

発芽玄米ご飯…240g

（1人分 糖質42g、塩分0.0g、熱量201kcal）

汁物 食物繊維 鉄分 フラボノイド ビタミンB群 ビタミンC&E

にんにくの芽と卵の中華スープ

【材料・2人分】

にんにくの芽…40g
溶き卵…1個分
ごま油…小さじ1/2
ねぎ(あらみじん切り)…10g
山菜ミックス(水煮)…40g

A 水…300mℓ
　焼酎…小さじ1
　中華スープの素…1g
　塩、こしょう…各少々

【作り方】

1 にんにくの芽は3cm長さに切る。

2 鍋にごま油を中火で熱し、ねぎとにんにくの芽を炒める。山菜、Aを加え、沸騰したら弱火にして2〜3分煮る。

3 卵を細く垂らしながら加え、火を止める。一呼吸してからゆっくり全体を混ぜる。

（1人分 糖質2.3g、塩分0.5g、熱量73kcal）

副菜・汁物を変えてもOK

✓ もやしとパクチーのピリ辛和え(P.76)　✓ 豚ひき肉と切り干し大根のピリ辛スープ(P.86)

この献立に含まれる栄養素　食物繊維　鉄分　フラボノイド　ビタミンB群　ビタミンC&E　BCAA　マンガン

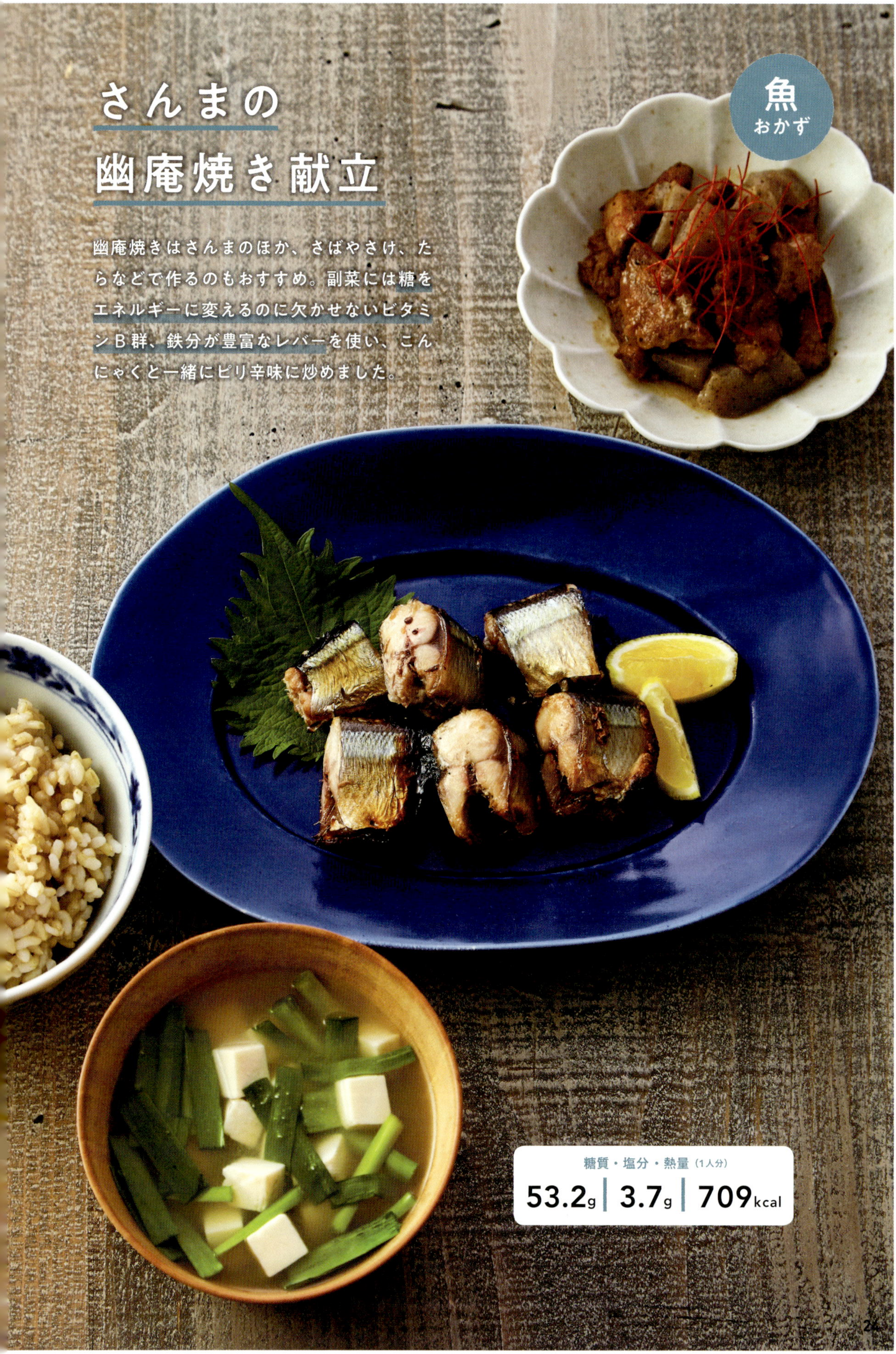

さんまの幽庵焼き献立

魚
おかず

幽庵焼きはさんまのほか、さばやさけ、たらなどで作るのもおすすめ。副菜には糖をエネルギーに変えるのに欠かせないビタミンB群、鉄分が豊富なレバーを使い、こんにゃくと一緒にピリ辛味に炒めました。

糖質・塩分・熱量（1人分）

53.2g | 3.7g | 709kcal

副菜 食物繊維 鉄分 ビタミンB群 BCAA

レバーとこんにゃくの炒め煮

【材料・2人分】

鶏レバー…150g
こんにゃく…100g
片栗粉…小さじ1
塩、こしょう…各少々
Ⓐ だし汁…50mℓ
　 焼酎、みりん…各小さじ2
　 みそ、しょうゆ…各小さじ1
ごま油…小さじ1
糸唐辛子…少々

【作り方】

1. レバーは筋や血管を取り除き、2～3cm角に切り分け、冷水で洗って水分を拭く。塩、こしょう、片栗粉をまぶす。こんにゃくは手で親指大にちぎり、塩をまぶして2分ほど下ゆでし、ざるに上げる。Ⓐは混ぜ合わせる。
2. フライパンにごま油を強火で熱し、レバーを香ばしく両面1～2分ずつ焼く。
3. こんにゃくを加えて炒め、Ⓐを加えて中火で水分がほぼなくなるまで煮る。器に盛り、糸唐辛子を飾る。

（1人分 糖質5.4g、塩分1.2g、熱量144kcal）

主菜 ビタミンB群 BCAA

さんまの幽庵焼き

【材料・2人分】

さんま…2尾
Ⓐ 焼酎、しょうゆ…各大さじ1
　 みりん…小さじ2
すだち（くし形切り）…1/2個分
青じそ…2枚

【作り方】

1. さんまは頭を落として3cm長さに切る。菜箸で内臓を押し出して洗い、水分を拭いたらⒶに30分漬ける。
2. アルミホイルに汁気を切った❶を並べ、魚焼きグリルもしくはオーブントースターで、こんがりするまで8分ほど焼く。
3. 器にしそを敷いて❷を盛り、すだちを添える。

（1人分 糖質3.8g、塩分1.6g、熱量331kcal）

主食 食物繊維 鉄分 フラボノイド ビタミンB群 ビタミンC&E BCAA

発芽玄米ご飯

【材料・2人分】

発芽玄米ご飯…240g

（1人分 糖質42g、塩分0.0g、熱量201kcal）

汁物 食物繊維 鉄分 フラボノイド ビタミンB群 ビタミンC&E BCAA

豆腐とにらのみそ汁

【材料・2人分】

豆腐…60g
にら…15g
だし…300mℓ
みそ…小さじ2

【作り方】

1. 豆腐は1cm角、にらは3cm長さに切る。
2. 鍋にだしを中火で沸かし、❶を加えて2分煮る。みそを溶き入れる。

（1人分 糖質2.1g、塩分0.9g、熱量33kcal）

副菜・汁物を変えてもOK
✓ あさりとかぶのねぎ油がけ（P.70） ✓ きのこ入り豚汁（P.82）

この献立に含まれる栄養素
食物繊維 鉄分 フラボノイド ビタミンB群 ビタミンC&E BCAA マンガン

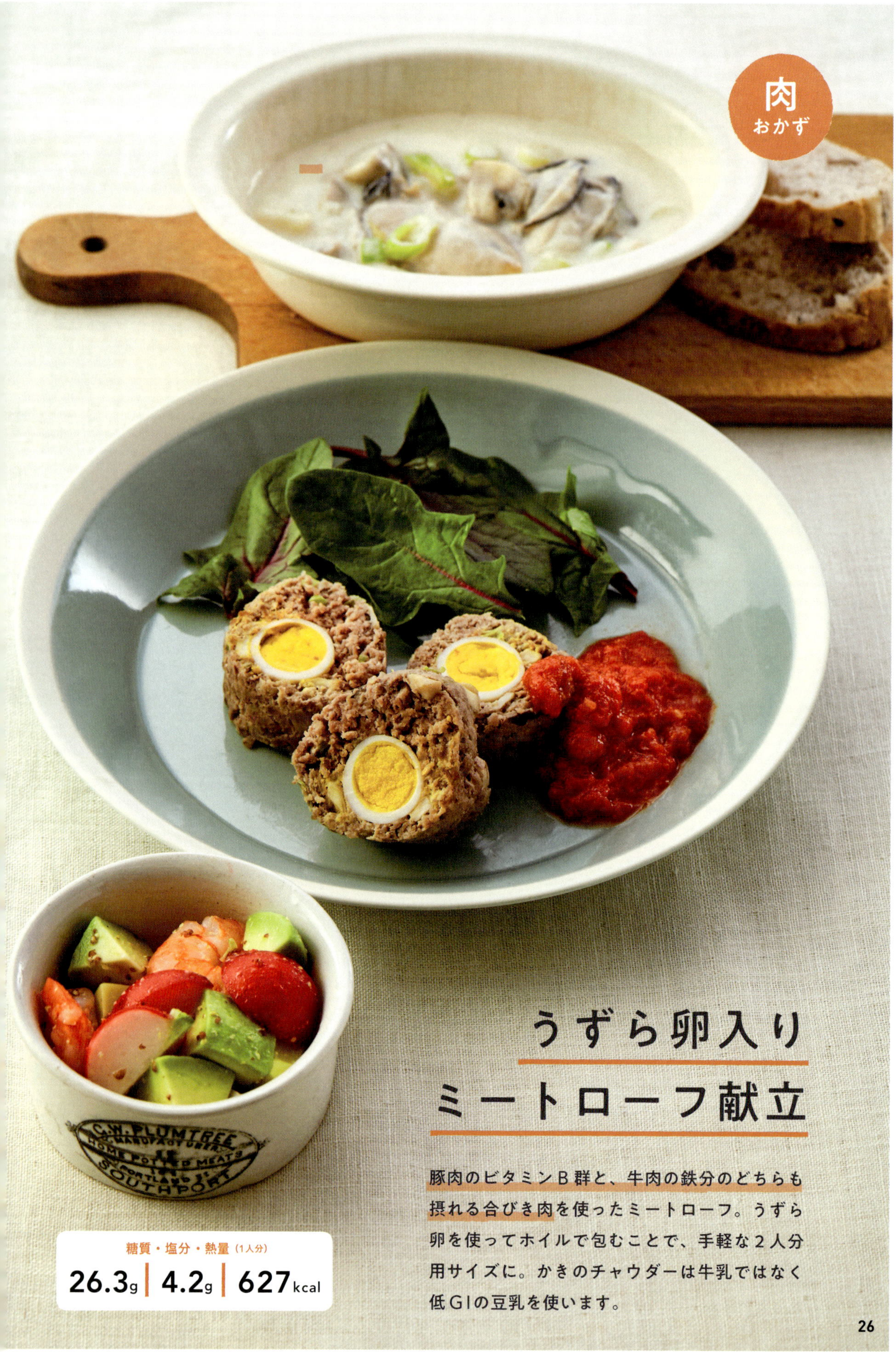

肉
おかず

うずら卵入り
ミートローフ献立

豚肉のビタミンＢ群と、牛肉の鉄分のどちらも摂れる合びき肉を使ったミートローフ。うずら卵を使ってホイルで包むことで、手軽な２人分用サイズに。かきのチャウダーは牛乳ではなく低ＧＩの豆乳を使います。

糖質・塩分・熱量（1人分）

26.3g | 4.2g | 627kcal

副菜　ビタミンC&E

アボカドとえびのマスタードサラダ

【材料・2人分】

アボカド…1/2個
むきえび…60g
ラディッシユ…4個
A オリーブ油、レモン汁…各大さじ1/2
A 粒マスタード…小さじ1/2
塩、こしょう…各少々

【作り方】

1 アボカドは種と皮を除いて2cm角に、ラディッシュは4等分のくし型に切る。えびはゆでて2cm角に切る。

2 ボウルにAを混ぜ、1を加えて和える。

（1人分 糖質1.5g、塩分0.2g、熱量128kcal）

汁物　鉄分　フラボノイド　ビタミンB群　ビタミンC&E　BCAA

かきの豆乳チャウダー

【材料・2人分】

かき…100g
ねぎ…50g
マッシュルーム…20g
バター(上澄み)…10g
A 豆乳…200mℓ
A 水…100mℓ
A 白ワイン…30mℓ
A チキンブイヨンの素…2g
A 塩、こしょう…各少々
水溶き片栗粉…大さじ1と1/2（片栗粉大さじ1/2を水大さじ1で溶く）

【作り方】

1 かきは大きければ2～3等分に切る。ねぎは3mm幅の斜め切り、マッシュルームは6つ割りにする。

2 鍋にバターを中火で熱し、ねぎをあまり色づけないよう弱火で炒め、マッシュルームを加えてさらに炒める。

3 2にAを加えて5分煮込み、かきを加えてさらに2分火を通す。

4 水溶き片栗粉を加えてとろみをつける。

（1人分 糖質9.7g、塩分1.3g、熱量146kcal）

主菜　鉄分　ビタミンB群　BCAA

うずら卵入りミートローフ

【材料・2人分】

A 合いびき肉…150g
A 塩…小さじ1/3
A こしょう、ナツメグ…少々
うずら卵…5個
エリンギ…20g
バター(上澄み)…5g
ねぎ(あらみじん切り)…大さじ1
トマトソース(市販品)…60g
ベビーリーフ…15g

【作り方】

1 鍋にうずら卵4個と水をかぶるくらい入れて中火にかけ、沸騰したら弱火で5分ゆで、水にとって殻をむく。エリンギは5mm角に切る。

2 フライパンにバターを中火で熱し、ねぎとエリンギを入れて炒め、あら熱を取る。

3 ボウルにA、2、残りのうずら卵(1個)を入れてよく混ぜる。

4 アルミホイルを30cm四方に切り、3を楕円形にのせて、うずらのゆで卵を一列に並べて押し込む。棒状にまとめながらアルミホイルの左右を絞ってキャンディー包みにし、180℃のオーブンで20分焼く。

5 アルミホイルを取り、6等分に切り分けて器に盛る。ベビーリーフ、トマトソースを添える。

（1人分 糖質3.3g、塩分1.4g、熱量266kcal）

主食　食物繊維　鉄分　ビタミンB群　マンガン

全粒粉パン

【材料・2人分】

好みの全粒粉パン…70g

（1人分 糖質11.9g、塩分1.4g、熱量87kcal）

副菜・汁物を変えてもOK

✔ アスパラガスと桜えびのガーリックソテー（P.77）
✔ はまぐりといんげんの豆乳チャウダープ（P.84）

この献立に含まれる栄養素　食物繊維　鉄分　フラボノイド　ビタミンB群　ビタミンC&E　BCAA　マンガン

豚肉の しょうが焼き献立

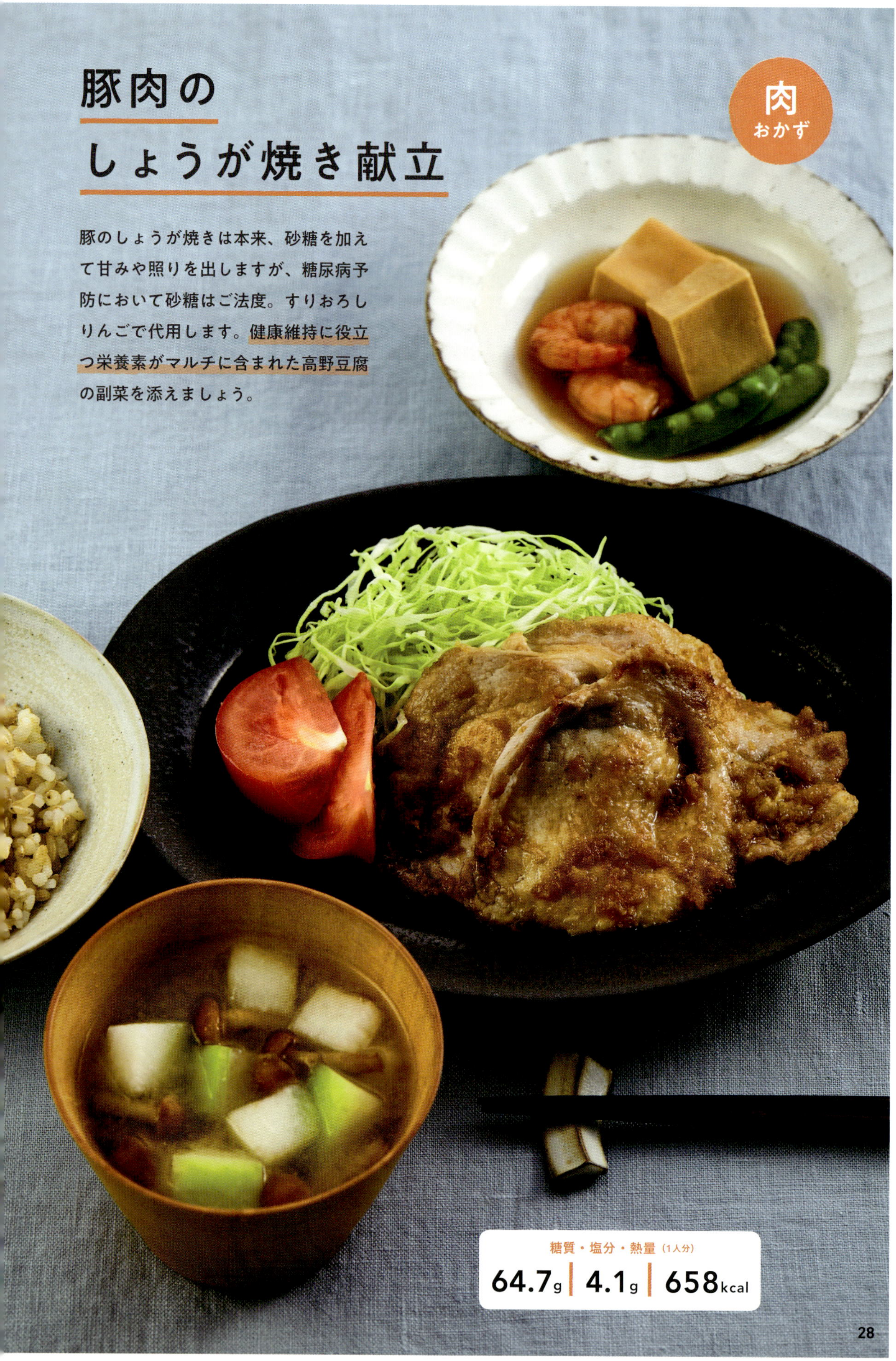

豚のしょうが焼きは本来、砂糖を加えて甘みや照りを出しますが、糖尿病予防において砂糖はご法度。すりおろしりんごで代用します。健康維持に役立つ栄養素がマルチに含まれた高野豆腐の副菜を添えましょう。

肉
おかず

糖質・塩分・熱量（1人分）

64.7g | 4.1g | 658kcal

副菜　食物繊維　鉄分　フラボノイド　BCAA

高野豆腐とえびの煮物

【材料・2人分】

高野豆腐…1個
むきえび…30g
塩…少々
片栗粉…小さじ1
絹さやえんどう…6枚
だし…200mℓ
みりん、薄口しょうゆ
…各小さじ2

【作り方】

1 高野豆腐はバットに入れてぬるま湯をかぶるくらいまで注ぎ、途中で裏返して30分おいて戻す。濁った汁が出なくなるまで押し洗いし、両手で挟んで水分を絞って4等分に切る。

2 えびは塩と片栗粉をまぶす。絹さやは筋を取り、塩ゆでする。

3 鍋にだし汁、みりん、薄口しょうゆ、❶を入れ、弱火で10分煮る。えびを加えて2分火を通して、器に盛る。絹さやを添える。

（1人分 糖質5.1g、塩分1.2g、熱量94kcal）

主菜　食物繊維　ビタミンB群　BCAA

豚肉のしょうが焼き

【材料・2人分】

豚肩ロース薄切り肉
…200g
塩、こしょう
…各少々
片栗粉…大さじ1/2
ごま油…小さじ2
Ⓐ りんご（すりおろし）
…40g
みりん、しょうゆ
…各小さじ4
しょうが（すりおろし）
…15g
キャベツ（せん切り）…80g
トマト（くし形切り）…1/2個

【作り方】

1 豚肉に塩、こしょう、片栗粉をまぶす。

2 フライパンにごま油を強火で熱し、豚肉を並べる。焼き色がついたら裏返し、Ⓐを加えて全体に絡める。

3 器にキャベツとトマトを盛り、❸をのせる。

（1人分 糖質15.0g、塩分2.0g、熱量341kcal）

主食　食物繊維　鉄分　フラボノイド　ビタミンB群　ビタミンC&E　BCAA

発芽玄米ご飯

【材料・2人分】

発芽玄米ご飯…240g

（1人分 糖質42.0g、塩分0.0g、熱量201kcal）

汁物　鉄分　フラボノイド　ビタミンB群　ビタミンC&E　BCAA

冬瓜となめこのみそ汁

【材料・2人分】

冬瓜…60g
なめこ…40g
だし…300mℓ
みそ…小さじ2

【作り方】

1 冬瓜は表面のかたい皮をむき、1.5cm角に切る。なめこはざるに入れて洗い、ぬめりを軽く取る。

2 鍋にだしを中火で沸かし、冬瓜を加えて10分煮る。なめこを加え、みそを溶き入れる。

（1人分 糖質2.6g、塩分0.9g、熱量23kcal）

副菜・汁物を変えてもOK　✓ レタスとマッシュルームと生ハムのサラダ（P.74）　✓ きのこ入り豚汁（P.82）

この献立に含まれる栄養素　食物繊維　鉄分　フラボノイド　ビタミンB群　ビタミンC&E　BCAA　マンガン

肉
おかず

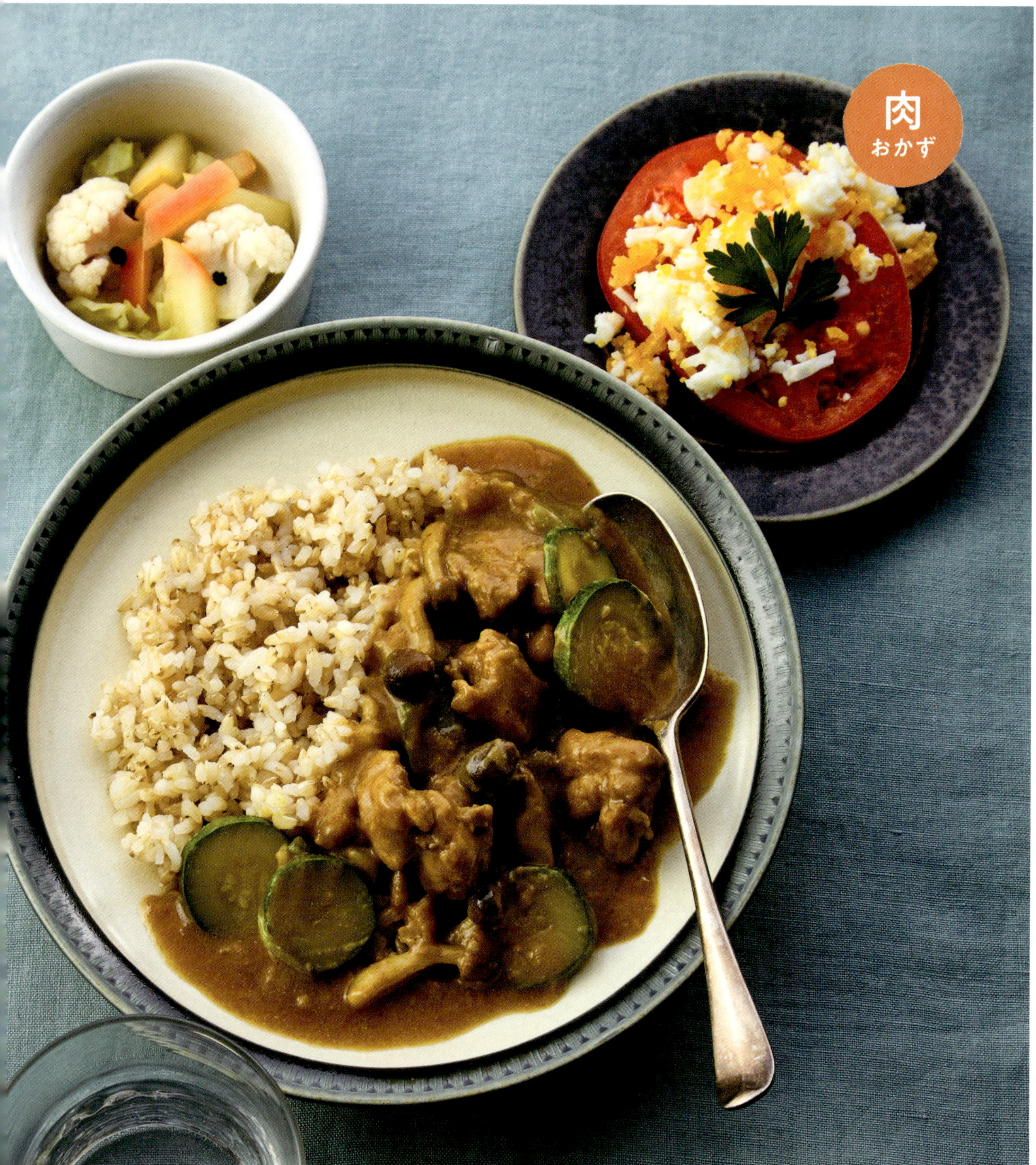

ズッキーニとしめじ入り チキンカレー献立

ついついご飯を食べ過ぎてしまうカレーは、食物繊維が豊富で噛みごたえのある玄米ご飯でいただきます。カレーの具にも食物繊維が多いきのこ類を忘れずに。ピクルス液には砂糖を使わず、りんごとみりんで甘みを出します。

糖質・塩分・熱量（1人分）

72.1g | 4.0g | 631kcal

副菜 食物繊維 ビタミンB群 ビタミンC&E

キャベツとカリフラワーのピクルス

【材料・2人分】

キャベツ、カリフラワー、りんご…各30g
りんご酢、水…各大さじ2
みりん…大さじ1
塩…小さじ1/3
黒粒こしょう…3粒

【作り方】

1 キャベツは1cm幅3cm長さ、りんごは1cm角3cm長さの棒状に切る。カリフラワーは小房に分ける。

2 耐熱容器にすべての材料を入れて混ぜ、ふんわりとラップをかけて、電子レンジで4分加熱する。全体を混ぜ、そのまま室温になるまで30分ほど置く。

（1人分 糖質7.4g、塩分1.0g、熱量42kcal）

副菜 食物繊維 鉄分 ビタミンB群 ビタミンC&E BCAA

卵とトマトのサラダ

【材料・2人分】

ゆで卵…1個
トマト…1/2個
Ⓐ レモン汁…小さじ2
　オリーブ油、しょうゆ…各小さじ1
　塩、こしょう…各少々
あればイタリアンパセリ…少々

【作り方】

1 ゆで卵は粗めのざるでこす。トマトは1cm幅の輪切りにする。Ⓐは混ぜ合わせる。

2 器にトマトを盛ってⒶをかけ、ゆで卵を散らす。イタリアンパセリを飾る。

（1人分 糖質2.7g、塩分0.6g、熱量71kcal）

主菜 主食 食物繊維 ビタミンB群 ビタミンC&E BCAA マンガン

ズッキーニとしめじ入りチキンカレー

【材料・2人分】

鶏もも肉(皮なし)…150g
しめじ、ねぎ、ズッキーニ…各40g
カレールウ…40g
塩、こしょう…各少々
バター(上澄み)…10g
Ⓐ 水…300mℓ
　りんご(すりおろし)…30g
　しょうが(すりおろし)…3g
発芽玄米ご飯…300g

【作り方】

1 鶏肉は2cm角に切り、塩、こしょうをまぶす。しめじは石づきを取って手でほぐす。ねぎは斜め5mm幅に切り、ズッキーニは5mm幅の輪切りにする。カレールウは刻む。

2 フライパンにバターを中火で熱し、鶏肉、しめじ、ねぎ、ズッキーニを香ばしく炒め、塩、こしょうで調味する。

3 Ⓐを加えて、10分ほど煮込む。ルウを加えてさらに5分ほど煮る。

4 器にご飯を盛り、❸をかける。

（1人分 糖質62.0g、塩分2.4g、熱量518kcal）

副菜・汁物を変えてもOK

✓ レタスとマッシュルームと生ハムのサラダ(P.74) ✓ えのきと絹さやのアンチョビ炒め(P.75)

この献立に含まれる栄養素：食物繊維 鉄分 フラボノイド ビタミンB群 ビタミンC&E BCAA マンガン

肉
おかず

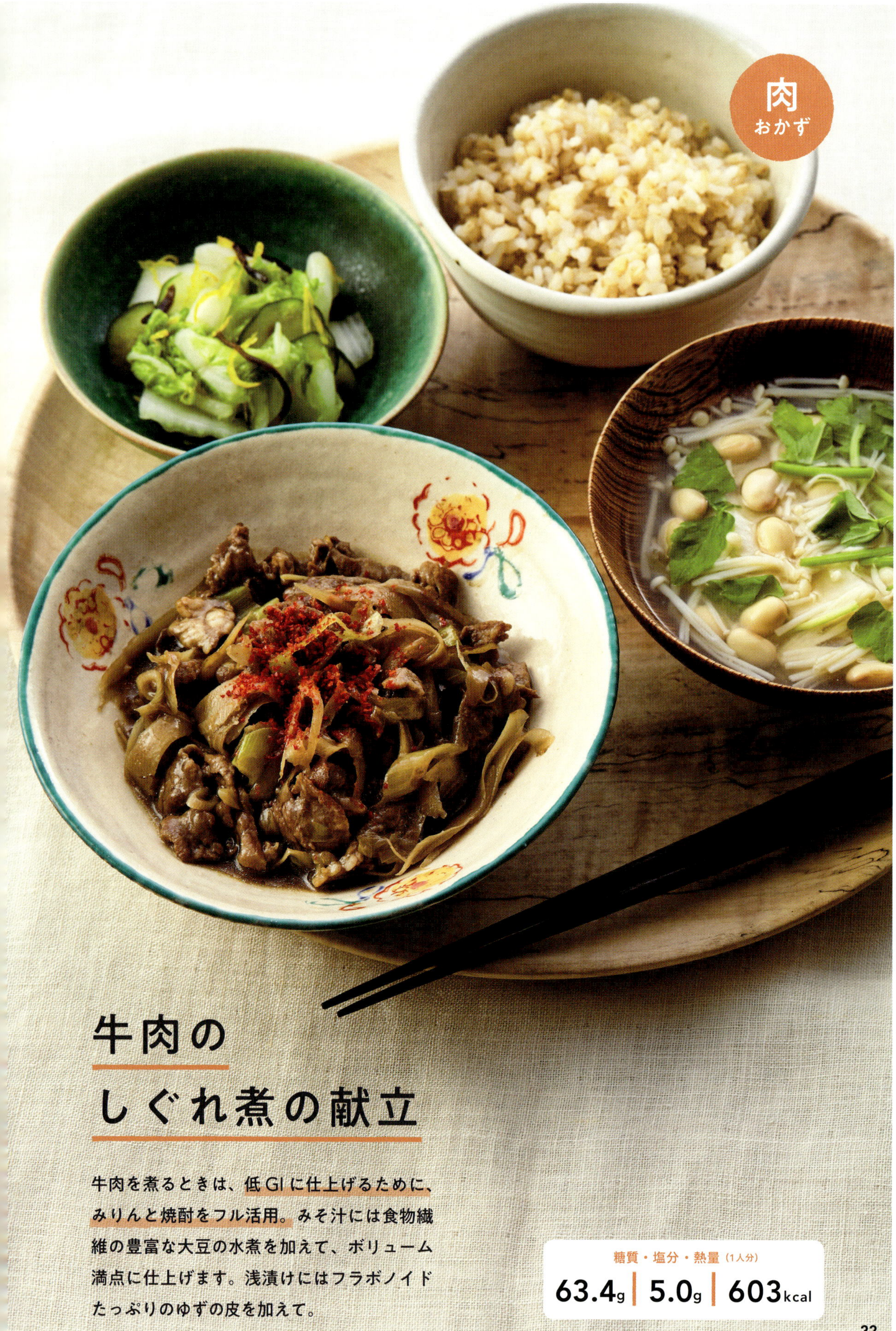

牛肉の
しぐれ煮の献立

牛肉を煮るときは、低GIに仕上げるために、みりんと焼酎をフル活用。みそ汁には食物繊維の豊富な大豆の水煮を加えて、ボリューム満点に仕上げます。浅漬けにはフラボノイドたっぷりのゆずの皮を加えて。

糖質・塩分・熱量（1人分）

63.4g | 5.0g | 603kcal

副菜 食物繊維 鉄分 フラボノイド BCAA

白菜ときゅうりのゆず風味漬け

【材料・2人分】

白菜…100g
きゅうり…20g
塩…小さじ1/3
塩昆布、ゆずの皮…各少々

【作り方】

1 白菜は3cm四方に切る。きゅうりは薄切りにする。

2 ビニール袋にすべての材料を入れ、手でよく揉む。空気を抜いて口を閉じ、重しをのせて30分ほど置く。汁気をきって、器に盛る。

（1人分 糖質1.6g、塩分1.3g、熱量11kcal）

主菜 食物繊維 鉄分 BCAA

牛肉のしぐれ煮

【材料・2人分】

牛こま切れ肉…120g
片栗粉…小さじ1
ねぎ、ごぼう…各80g
しょうが…3g
ごま油…小さじ2
Ⓐ だし…200mℓ
　しょうゆ、みりん…各大さじ2
　焼酎…大さじ1
一味唐辛子…少々

【作り方】

1 牛肉に片栗粉をまぶす。ねぎは斜め2mm幅に切る。ごぼうはピーラーでささがきにし、水に5分ほどさらして水分をきる。しょうがはせん切りにする。

2 フライパンにごま油を中火で熱し、ねぎ、ごぼう、しょうがをじっくり炒め、牛肉を加えて軽く炒める。

3 ❷にⒶを加えて水分がほぼなくなるまで10分ほど煮込む。器に盛り、一味唐辛子をふる。

（1人分 糖質17.7g、塩分2.8g、熱量358kcal）

主食 食物繊維 鉄分 フラボノイド ビタミンB群 ビタミンC&E BCAA

発芽玄米ご飯

【材料・2人分】

発芽玄米ご飯…240g

（1人分 糖質42.0g、塩分0.0g、熱量201kcal）

汁物 食物繊維 鉄分 フラボノイド ビタミンB群 ビタミンC&E BCAA マンガン

えのきとセリのみそ汁

【材料・2人分】

えのきたけ…30g
セリ、大豆（水煮）…各20g
だし…300mℓ
みそ…小さじ2

【作り方】

1 えのきは根元を切り落とし、半分の長さに切ってほぐす。セリは3cm長さに切る。

2 鍋にだしを中火で沸かし、❶と大豆の水煮を加え、1分加熱したらみそを溶き入れる。

（1人分 糖質2.2g、塩分1.0g、熱量34kcal）

副菜・汁物を変えてもOK

✓ アスパラガスと桜えびのガーリックソテー（P.77）　✓ 豆腐ととろろ昆布のすまし汁（P.83）

この献立に含まれる栄養素：食物繊維 鉄分 フラボノイド ビタミンB群 ビタミンC&E BCAA マンガン

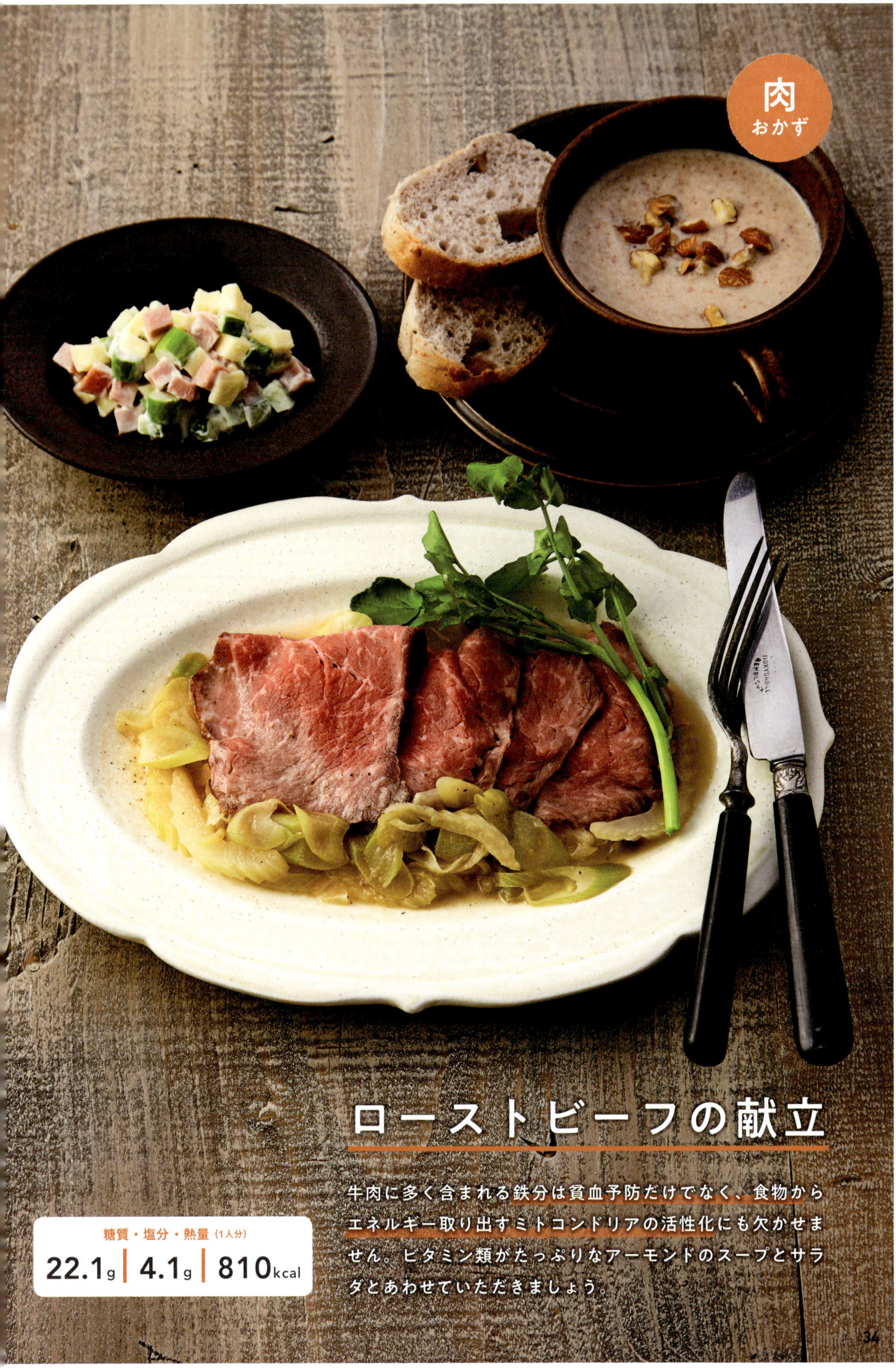

肉
おかず

ローストビーフの献立

牛肉に多く含まれる鉄分は貧血予防だけでなく、食物からエネルギー取り出すミトコンドリアの活性化にも欠かせません。ビタミン類がたっぷりなアーモンドのスープとサラダとあわせていただきましょう。

糖質・塩分・熱量（1人分）

22.1g | 4.1g | 810kcal

副菜 食物繊維 ビタミンB群 ビタミンC&E BCAA

アスパラガス入り マセドワーヌサラダ

【材料・2人分】

アスパラガス…1本
ハム、きゅうり、
　プロセスチーズ
　…各30g

Ⓐ
マヨネーズ…大さじ1
塩、こしょう…各少々

【作り方】

1 アスパラガスは塩ゆでしてあおいで冷まし、8mm角に切る。ハム、きゅうり、チーズも8mm角に切る。

2 ❶をⒶで和える。

（1人分 糖質1.3g、塩分0.9g、熱量115kcal）

汁物 鉄分 ビタミンB群 ビタミンC&E マンガン

アーモンドのスープ

【材料・2人分】

アーモンド…60g
ねぎ…30g
れんこん…20g
バター（上澄み）…10g

Ⓐ
水…300mℓ
チキンブイヨンの素
　…2g
塩、こしょう…各少々

【作り方】

1 アーモンドはビニール袋に入れて、めん棒などでたたいてあらく砕く。ねぎは小口切り、れんこんは2mm幅のいちょう切りにする。

2 鍋にバターを中火で熱し、アーモンドを香ばしく炒め、浮き身用に少し取り出す。

3 ❷にねぎとれんこんを加えてさらによく炒め、水、チキンブイヨンの素、塩、こしょうを加えて10分ほど煮る。

4 ミキサーにかけて滑らかし、温め直して器によそう。浮き身用に取り出したアーモンドを飾る。

（1人分 糖質6.1g、塩分0.5g、熱量229kcal）

主菜 食物繊維 鉄分 BCAA

ローストビーフ

【材料・2人分】

牛肩ロース肉（塊）
　…200g
塩…小さじ1/3
こしょう…少々
ねぎ…60g
セロリ…40g
バター（上澄み）…10g
白ワイン…30mℓ
チキンブイヨンの素…1g
水…50mℓ
クレソン…少々

【作り方】

1 牛肉は室温に30分置き、塩、こしょうをまぶして手でよくもみ込む。ねぎ、セロリは薄切りにする。

2 フライパンにバターを熱し、強火で牛肉の表面をこんがり焼いて取り出す。ねぎ、セロリを加えてざっくり炒め、弱火にする。野菜の上に牛肉を戻し入れ、ふたをする。

3 5分したら牛肉をバットに取り出し、❷のフライパンの温かいふたをかぶせて保温しておく。

4 ねぎ、セロリの入ったフライパンに、白ワイン、チキンブイヨンの素、水を加えて中火にかけ、水分がほぼなくなったら器に敷く。切り分けた❸を盛り、クレソンを添える。

（1人分 糖質2.9g、塩分1.3g、熱量380kcal）

主食 食物繊維 鉄分 ビタミンB群 マンガン

全粒粉パン

【材料・2人分】

好みの全粒粉パン…70g

（1人分 糖質11.9g、塩分1.4g、熱量87kcal）

副菜・汁物を変えてもOK ✓揚げ出し豆腐（P.78） ✓しじみとたけのこ入りスープ（P.87）

この献立に含まれる栄養素
食物繊維 鉄分 フラボノイド ビタミンB群 ビタミンC&E BCAA マンガン

野菜
おかず

豆苗とえびの炒め物
温泉卵のせ献立

えんどう豆のスプラウト（発芽直後の新芽）である豆苗は、栄養豊富。昆布茶で炒めて、温泉卵を絡めながらいただきます。副菜・汁物にモロヘイヤやにらなどの緑黄色野菜を取り入れて、抗酸化力を高めましょう。

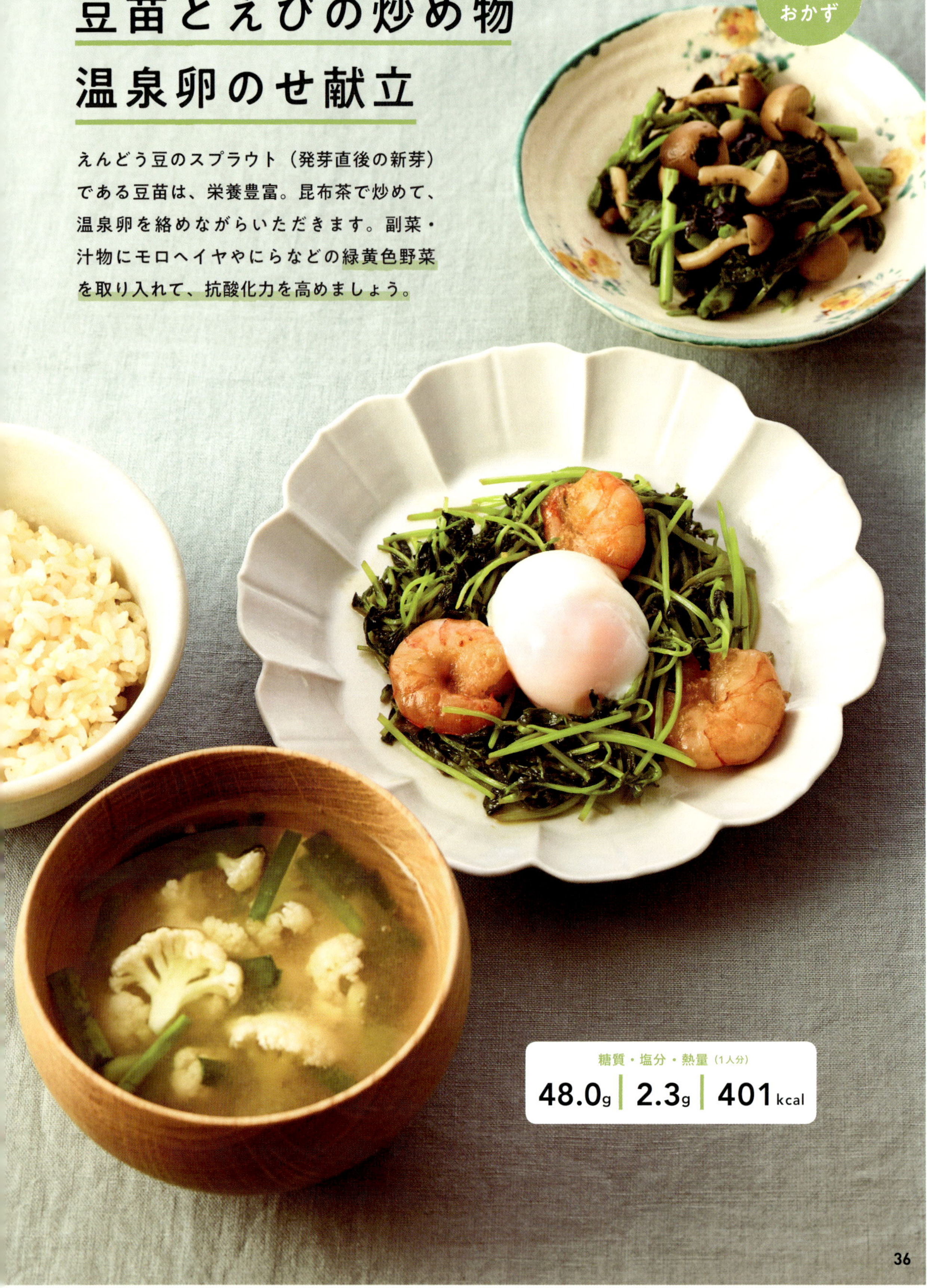

糖質・塩分・熱量（1人分）

48.0g | 2.3g | 401kcal

副菜　食物繊維　ビタミンB群　ビタミンC&E　マンガン

モロヘイヤとしめじの磯部和え

【材料・2人分】

モロヘイヤ…100g
しめじ…40g
焼きのり…1/2枚
白ワイン…大さじ1
だし…大さじ2
しょうゆ…小さじ1

【作り方】

1 モロヘイヤはさっと塩ゆで(分量外)して水にとり、水分を絞って3cm長さに切る。しめじは小房に分ける。焼きのりは小さくちぎる。

2 鍋にのりを入れて中火で乾炒りし、白ワイン、だし、しょうゆを入れてのりをつぶすように混ぜる。

3 しめじを加えて1分ほど煮て粗熱をとり、モロヘイヤを加えて和える。

(1人分 糖質1.1g、塩分0.5g、熱量32kcal)

主菜　ビタミンB群　ビタミンC&E

豆苗とえびの炒め物温泉卵のせ

【材料・2人分】

豆苗…1パック
むきえび…40g
塩…少々
片栗粉…小さじ1
ごま油…小さじ1
にんにく(みじん切り)…少々
焼酎…小さじ2
しょうゆ…小さじ1
昆布茶(粉末)…1g
こしょう…少々
温泉卵…2個

【作り方】

1 豆苗は根を切り落とし、長さを半分に切る。えびは塩と片栗粉をまぶす。

2 フライパンにごま油とにんにくを中火で熱し、えびを炒める。

3 豆苗を加えて炒め、焼酎、しょうゆ、昆布茶、こしょうで味を調える。器に盛り、温泉卵をのせる。

(1人分 糖質2.9g、塩分1.0g、熱量147kcal)

主食　食物繊維　鉄分　フラボノイド　ビタミンB群　ビタミンC&E　BCAA

発芽玄米ご飯

【材料・2人分】

発芽玄米ご飯…240g

(1人分 糖質42.0g、塩分0.0g、熱量201kcal)

汁物　食物繊維　鉄分　フラボノイド　ビタミンB群　ビタミンC&E

にらとカリフラワーのみそ汁

【材料・2人分】

にら…15g
カリフラワー…40g
だし…300mℓ
みそ…小さじ2

【作り方】

1 にらは3cm長さに切り、カリフラワーは小房に分ける。

2 鍋にだしを沸かし、カリフラワーを入れて火を弱め2分加熱する。にらを加えてみそを溶き入れる。

(1人分 糖質2.0g、塩分0.9g、熱量22kcal)

副菜・汁物を変えてもOK

✓ カリフラワーとソーセージのカレースープ(P.84)　✓ さわらと小松菜の赤出し(P.83)

この献立に含まれる栄養素

食物繊維　鉄分　フラボノイド　ビタミンB群　ビタミンC&E　BCAA　マンガン

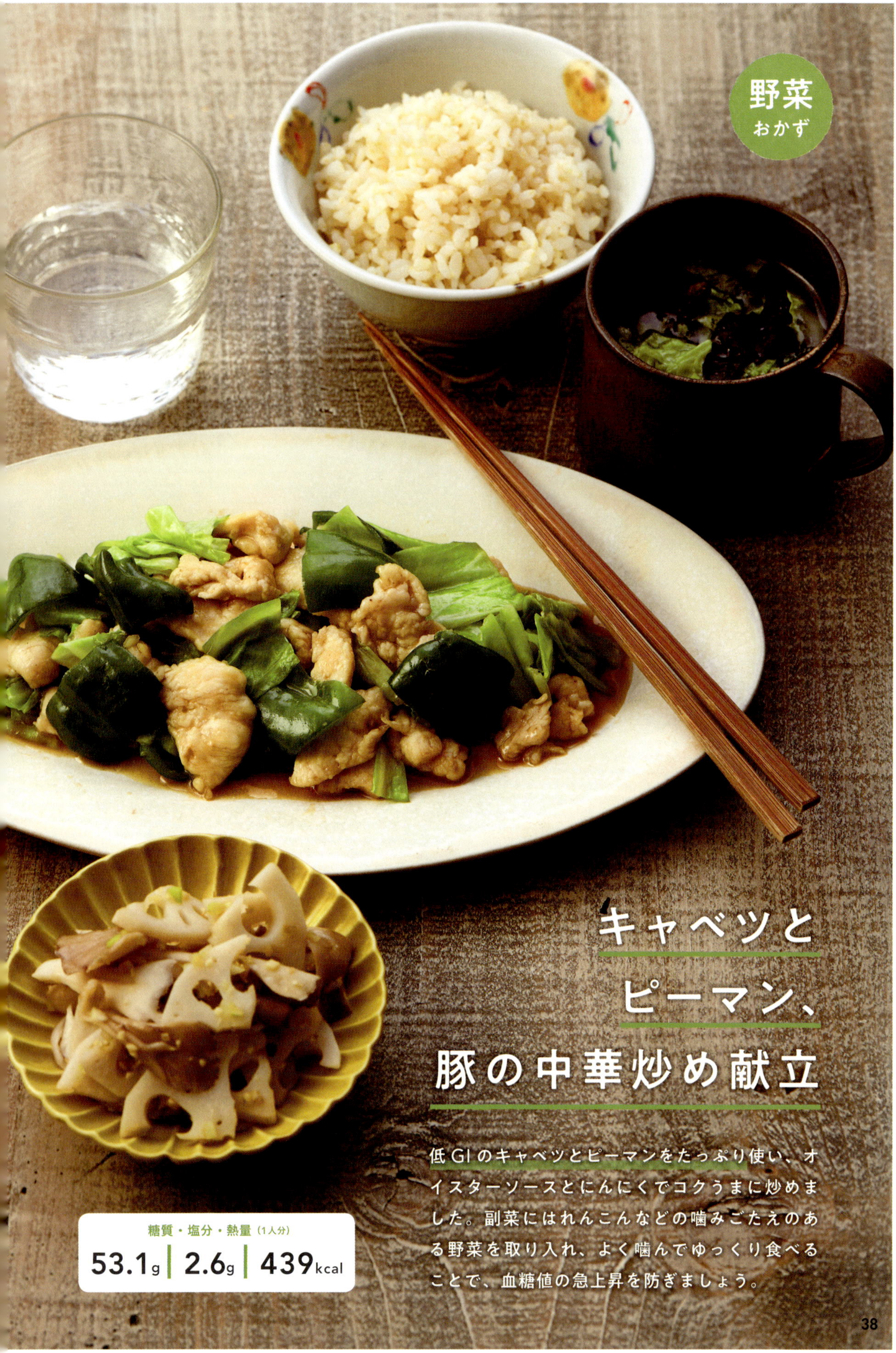

野菜
おかず

キャベツとピーマン、豚の中華炒め献立

低GIのキャベツとピーマンをたっぷり使い、オイスターソースとにんにくでコクうまに炒めました。副菜にはれんこんなどの噛みごたえのある野菜を取り入れ、よく噛んでゆっくり食べることで、血糖値の急上昇を防ぎましょう。

糖質・塩分・熱量（1人分）

53.1g | 2.6g | 439kcal

副菜　食物繊維　フラボノイド　ビタミンC&E

れんこんとまいたけの中華和え

【材料・2人分】

れんこん…40g
まいたけ…30g
ザーサイ(味付き)…5g

A
ねぎ(粗みじん切り)…大さじ1
しょうが(みじん切り)…少々
しょうゆ…小さじ1
ごま油…小さじ1

【作り方】

1 れんこんは2mm厚さのいちょう切りにして、まいたけは手でほぐす。ザーサイはみじん切りにする。

2 鍋にれんこんとひたひたの水を入れて、強火にかける。沸騰して2分したらまいたけを加え、さらに1分火を通して水分をきる。

3 ボウルにA、ザーサイ、2を入れて和える。

（1人分 糖質3.3g、塩分0.8g、熱量38kcal）

主菜　食物繊維　ビタミンB群　ビタミンC&E

キャベツとピーマン、豚の中華炒め

【材料・2人分】

キャベツ…2枚
ピーマン…2個
豚肉…80g
塩、こしょう…各少々
片栗粉…小さじ1
ごま油…小さじ2
にんにく(みじん切り)…少々

A
焼酎…大さじ1
オイスターソース…小さじ2
中華スープの素…2g
水…大さじ2

【作り方】

1 キャベツは3cm四方に切り、ピーマンはヘタと種を取り3cm四方に切る。鶏肉は3cm四方、5mm厚さに切り、塩、こしょう、片栗粉をまぶす。

2 フライパンにごま油とにんにくを中火で熱し、鶏肉を炒める。

3 キャベツ、ピーマンを加えて炒め、Aを加えて炒め合わせる。塩、こしょうで味を調える。

（1人分 糖質6.7g、塩分1.3g、熱量180kcal）

主食　食物繊維　鉄分　フラボノイド　ビタミンB群　ビタミンC&E　BCAA

発芽玄米ご飯

【材料・2人分】

発芽玄米ご飯…240g

（1人分 糖質42.0g、塩分0.0g、熱量201kcal）

汁物　食物繊維　鉄分　フラボノイド　ビタミンC&E

春菊ときくらげの中華スープ

【材料・2人分】

春菊…15g
乾燥きくらげ…2g
白菜…30g
ごま油…小さじ1/2
ねぎ(粗みじん切り)…大さじ1

A
焼酎…小さじ1
中華スープの素…2g
水…300mℓ
塩、こしょう…各少々

【作り方】

1 春菊は3cm長さ、きくらげは水で戻して1cm幅に切る。白菜は3cm長さの短冊切りにする。

2 鍋にごま油とねぎを中火で熱し、白菜を炒め、Aを加える。沸騰したら春菊ときくらげを加えて2分煮て、塩、こしょうで味を調える。

（1人分 糖質1.1g、塩分0.5g、熱量21kcal）

副菜・汁物を変えてもOK　✓いんげんとパプリカとうなぎの炒め物(P.73)　✓しじみとたけのこ入りスープ(P.87)

この献立に含まれる栄養素　食物繊維　鉄分　フラボノイド　ビタミンB群　ビタミンC&E　BCAA　マンガン

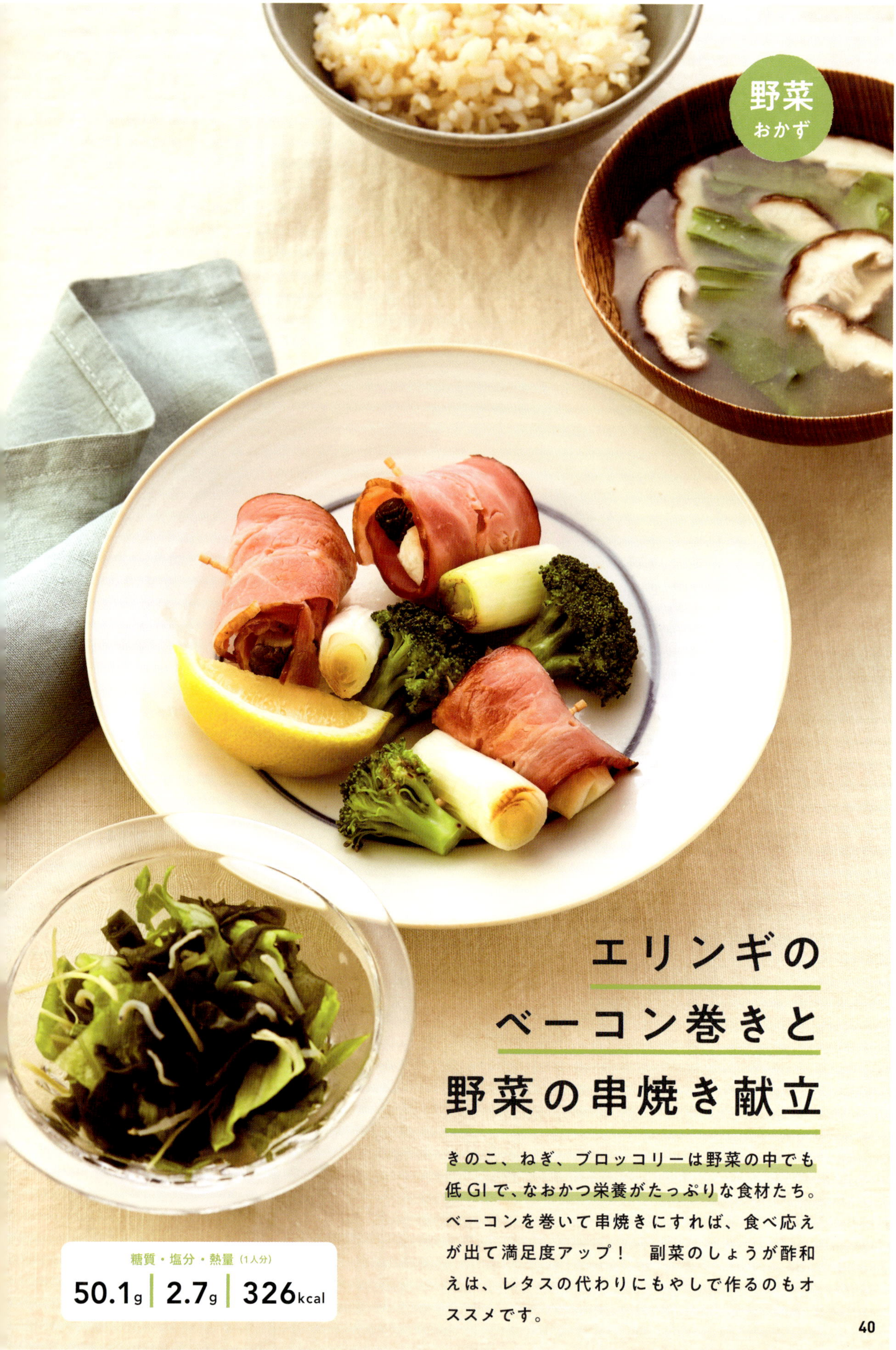

野菜
おかず

エリンギのベーコン巻きと野菜の串焼き献立

きのこ、ねぎ、ブロッコリーは野菜の中でも低GIで、なおかつ栄養がたっぷりな食材たち。ベーコンを巻いて串焼きにすれば、食べ応えが出て満足度アップ！　副菜のしょうが酢和えは、レタスの代わりにもやしで作るのもオススメです。

糖質・塩分・熱量（1人分）

50.1g | 2.7g | 326kcal

副菜　鉄分　ビタミンC&E　マンガン

レタスとしらすのしょうが酢和え

【材料・2人分】

レタス…1枚
乾燥わかめ…2g
しょうが…2g
酢、だし…各小さじ2
しょうゆ…小さじ1
釜揚げしらす…10g

【作り方】

1 レタスは3cm四方に切る。わかめは水で戻して3cm四方に切り、さっと湯通しして水分をきる。しょうがはせん切りにする。

2 酢、だし、しょうゆを合わせ、❶としらすを和える。

（1人分 糖質0.6g、塩分0.7g、熱量10kcal）

主菜　食物繊維　ビタミンB群　ビタミンC&E　BCAA

エリンギのベーコン巻きと野菜の串焼き

【材料・2人分】

エリンギ…大1本
ねぎ…1本
ブロッコリー…90g
ベーコン…3枚
しょうゆ、みりん…各小さじ1
レモン（くし形切り）…2個

【作り方】

1 エリンギは縦半分に切り、長さを3等分する。ねぎは長さを六等分にする。ブロッコリーは6等分の小房に分ける。ベーコンは長さを半分に切る。

2 エリンギをベーコンで巻き、ねぎ、ブロッコリーとともに竹串に刺す。

3 オーブントースターの天板にアルミホイルを敷き、❷を並べ、しょうゆとみりんをふりかける。5分ほど焼いて器に盛り、レモンを添える。

（1人分 糖質5.8g、塩分1.2g、熱量95kcal）

主食　食物繊維　鉄分　フラボノイド　ビタミンB群　ビタミンC&E　BCAA

発芽玄米ご飯

【材料・2人分】

発芽玄米ご飯…240g

（1人分 糖質42.0g、塩分0.0g、熱量201kcal）

汁物　食物繊維　鉄分　フラボノイド　ビタミンB群　ビタミンC&E

小松菜としいたけのみそ汁

【材料・2人分】

小松菜…40g
しいたけ…2枚
だし…300mℓ
みそ…小さじ2

【作り方】

1 小松菜は3cm長さに切り、しいたけは石づきを落として薄切りにする。

2 鍋にだしを中火で沸かす。❶を加えて2分煮て、みそを溶き入れる。

（1人分 糖質1.8g、塩分0.9g、熱量21kcal）

副菜・汁物を変えてもOK　✓カリフラワーとしじみのオイスター風味（P.72）　✓きのこ入り豚汁（P.82）

この献立に含まれる栄養素　食物繊維　鉄分　フラボノイド　ビタミンB群　ビタミンC&E　BCAA　マンガン

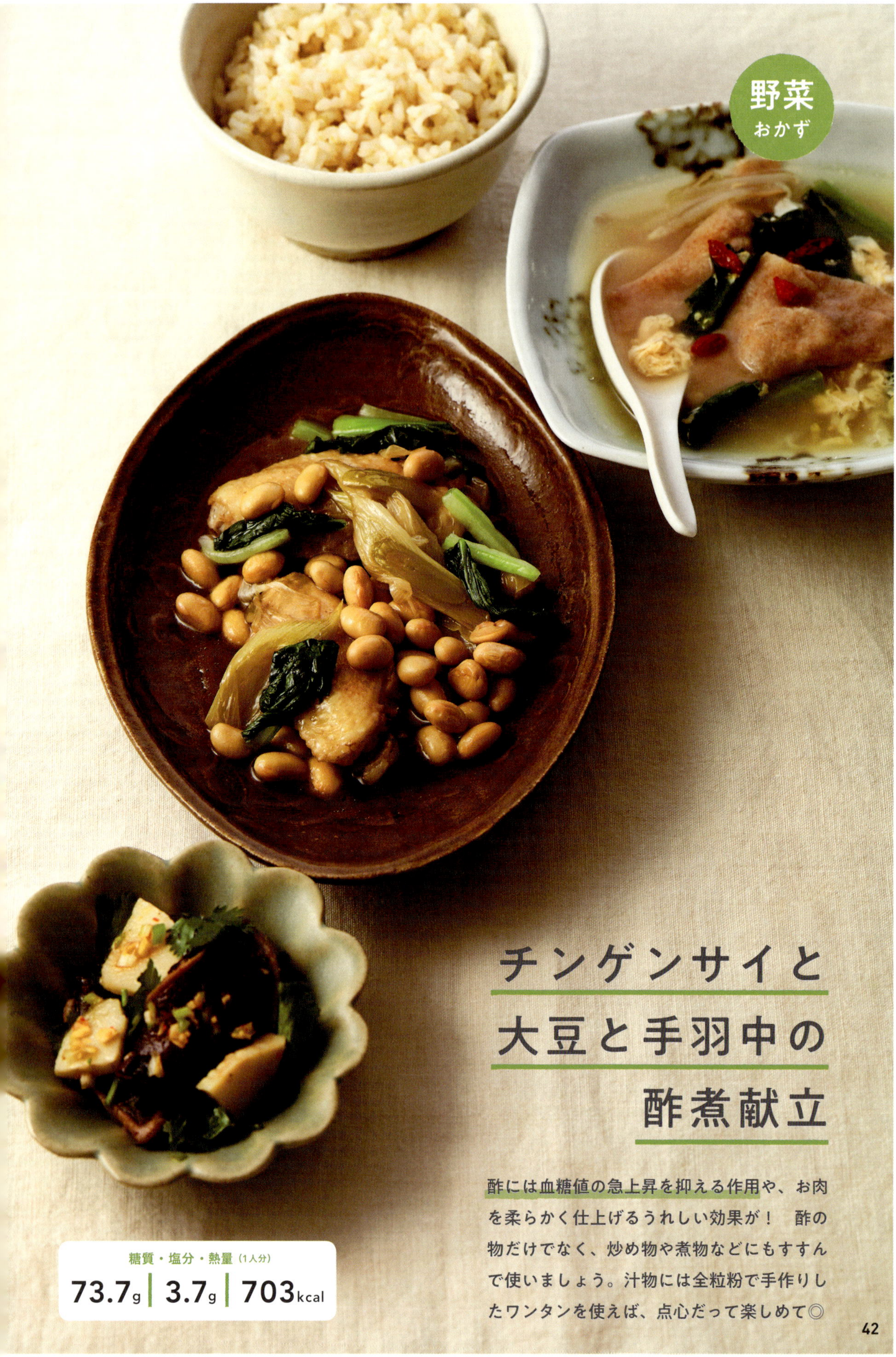

野菜
おかず

チンゲンサイと大豆と手羽中の酢煮献立

酢には血糖値の急上昇を抑える作用や、お肉を柔らかく仕上げるうれしい効果が！　酢の物だけでなく、炒め物や煮物などにもすすんで使いましょう。汁物には全粒粉で手作りしたワンタンを使えば、点心だって楽しめて◎

糖質・塩分・熱量（1人分）

73.7g ｜ 3.7g ｜ 703kcal

副菜 食物繊維 鉄分 ビタミンB群 BCAA

たけのことかつおの中華和え

【材料・2人分】

たけのこ(水煮)…40g
かつお(たたき)…40g
パクチー…8g
Ⓐ ごま油、みりん…各小さじ1
Ⓐ 豆板醤…少々
Ⓐ しょうゆ…小さじ2
ねぎ(粗みじん切り)…大さじ1
しょうが(みじん切り)…少々

【作り方】

1 たけのこは3mm厚さのくし形切りにし、パクチーは2cm長さに切る。Ⓐは混ぜておく。

2 かつおは5mm幅に切り、半量のⒶをからめる。10分したら汁気を拭く。

3 残りのⒶに❷を含むすべての材料を入れ、ざっくりと混ぜる。

(1人分 糖質2.4g、塩分0.9g、熱量68kcal)

主食 食物繊維 鉄分 フラボノイド ビタミンB群 ビタミンC&E BCAA

発芽玄米ご飯

【材料・2人分】

発芽玄米ご飯…240g

(1人分 糖質42.0g、塩分0.0g、熱量201kcal)

主菜 食物繊維 フラボノイド ビタミンC&E BCAA

チンゲンサイと大豆と手羽中の酢煮

【材料・2人分】

チンゲンサイ…1株
大豆(水煮)…60g
手羽中…4本
ねぎ…1/2本
ごま油…小さじ1
Ⓐ みりん、酢…各大さじ2
Ⓐ しょうゆ…大さじ1
Ⓐ だし…200mℓ

【作り方】

1 チンゲンサイは3cm長さに切り、根元は6つ割りにする。ねぎは8mm幅の斜めに切る。

2 フライパンにごま油を中火で熱し、手羽中とねぎをこんがり焼きつける。

3 大豆、Ⓐを加えてふたをし、15分ほど煮る。チンゲンサイを加えて2〜3分火を通す。

(1人分 糖質10.8g、塩分1.7g、熱量243kcal)

汁物 鉄分 ビタミンB群 ビタミンC&E BCAA マンガン

ほうれん草と全粒粉ワンタンのスープ

【材料・2人分】

ほうれん草…20g
全粒粉ワンタンの皮(P12参照)…8枚
中華スープの素…2g
塩、こしょう…各少々
もやし…40g
溶き卵…1個分
クコの実…8粒
Ⓐ 豚ひき肉…40g
Ⓐ ねぎ(あらみじん切り)…小さじ1
Ⓐ しょうが(みじん切り)…少々
Ⓐ 塩、こしょう、ごま油…各少々
Ⓑ 水…300mℓ
Ⓑ しょうゆ…小さじ1

【作り方】

1 Ⓐを混ぜ合わせて肉だねを作り、ワンタンの皮で包む。ほうれん草は3cm長さに切る。

2 鍋にⒷを入れて沸かし、❶のワンタンを加えて2分ほど煮る。

3 ❷にもやしとほうれん草を入れ、沸騰したら溶き卵を細く垂らすように入れて火を止め、一呼吸したらゆっくり混ぜて器によそう。ぬるま湯で戻したクコの実をのせる。

(1人分 糖質18.5g、塩分1.2g、熱量192kcal)

副菜・汁物を変えてもOK
✓ 豆腐入り茶わん蒸し(P.80) ✓ 豚ひき肉と切り干し大根のピリ辛スープ(P.86)

この献立に含まれる栄養素: 食物繊維 鉄分 フラボノイド ビタミンB群 ビタミンC&E BCAA マンガン

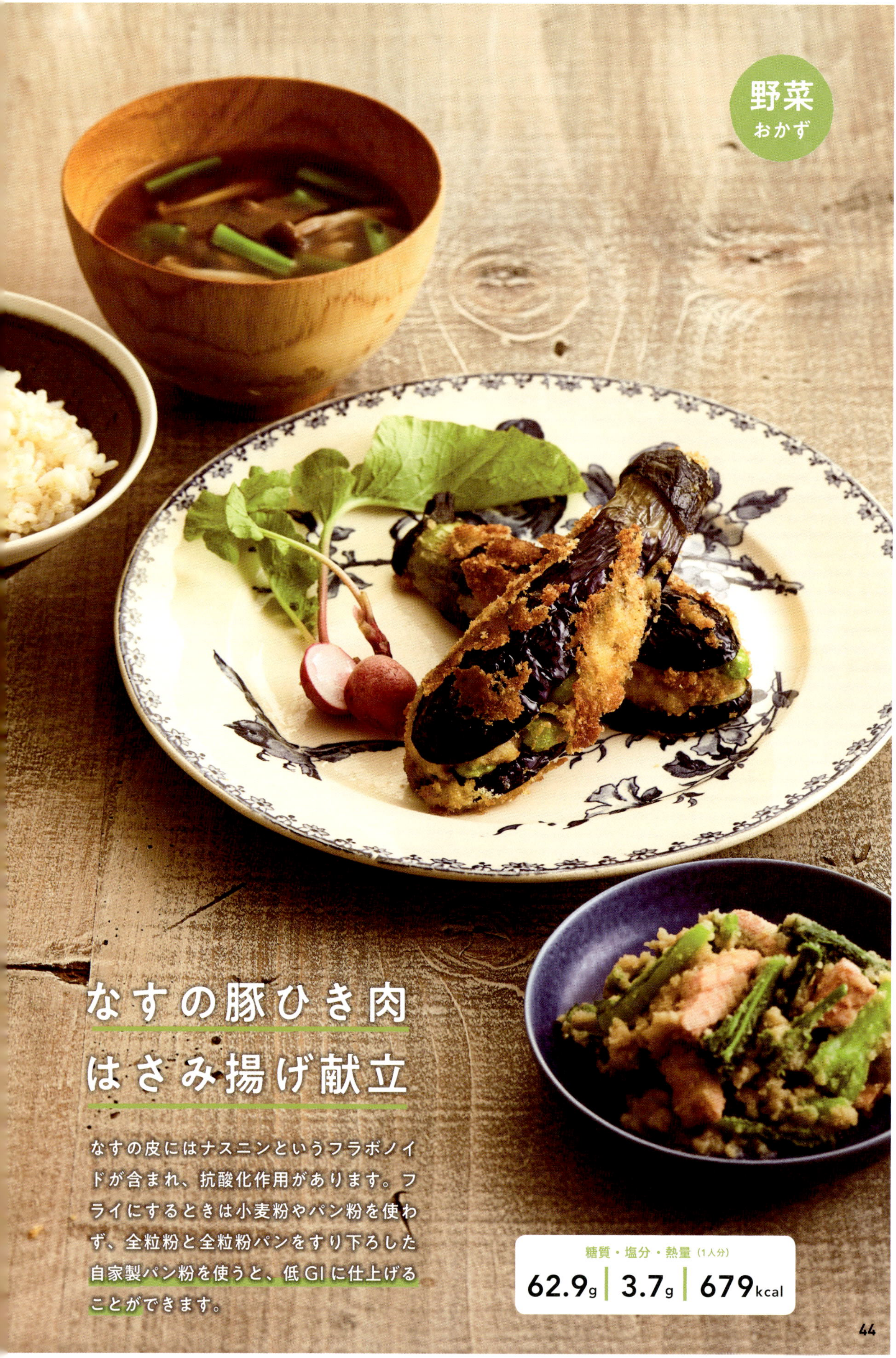

野菜
おかず

なすの豚ひき肉はさみ揚げ献立

なすの皮にはナスニンというフラボノイドが含まれ、抗酸化作用があります。フライにするときは小麦粉やパン粉を使わず、全粒粉と全粒粉パンをすり下ろした自家製パン粉を使うと、低 GI に仕上げることができます。

糖質・塩分・熱量（1人分）

62.9g | 3.7g | 679kcal

副菜 食物繊維 鉄分 フラボノイド ビタミンB群 ビタミンC&E BCAA

菜の花とさけの卵の花煮

【材料・2人分】

菜の花…30g
さけ…40g
ごま油…小さじ1/2
A みりん…大さじ1/2
A 薄口しょうゆ…大さじ1/2
A だし…100mℓ
おから…50g

【作り方】

1 菜の花は3cm長さに切り、塩ゆで(分量外)して水にとってから水分を絞る。さけは骨と皮を取り、1cm幅に切る。

2 フライパンにごま油を中火で熱し、さけを炒め、A、おからを加えて2〜3分煮る。

3 水分がなくなってきたら菜の花を加え、全体を混ぜる。

(1人分 糖質3.2g、塩分0.8g、熱量83kcal)

主菜 食物繊維 鉄分 フラボノイド ビタミンC&E ビタミンB群

なすの豚ひき肉はさみ揚げ

【材料・2人分】

なす…2本
A 豚ひき肉…120g
A ゆで枝豆(正味)…20g
A しょうが(みじん切り)…2g
A みそ…小さじ2
溶き卵…1個分
全粒粉…25g
全粒粉パン(すりおろし)…25g
揚げ油…適量
ラディッシュ…2個
ポン酢しょうゆ…適量

【作り方】

1 なすはヘタの周りに切り込みを入れてガクを取り除き、縦半分に切る。さらに半分の厚さになるよう切り込みを入れて、水に10分つけてアクを抜き、水分を拭きとる。

2 Aを混ぜ合わせて4等分し、1の切り込みに挟む。

3 溶き卵に全粒粉を加えて混ぜ、2にからめる。さらに全粒粉パン粉を全体にまぶす。

4 揚げ油を180℃に熱し、3をこんがりと揚げて油をきる。器に半分に切ったラディッシュとともに盛る。ポン酢しょうゆをつける。

(1人分 糖質15.6g、塩分1.9g、熱量376kcal)

主食 食物繊維 鉄分 フラボノイド ビタミンB群 ビタミンC&E BCAA

発芽玄米ご飯

【材料・2人分】

発芽玄米ご飯…240g

(1人分 糖質42g、塩分0.0g、熱量201kcal)

汁物 食物繊維 鉄分 フラボノイド ビタミンC&E ビタミンB群

しめじといんげんの赤だし

【材料・2人分】

しめじ、いんげん…各30g
だし…300mℓ
赤みそ…小さじ2

【作り方】

1 しめじはほぐす。いんげんは筋を取って3cm長さに切る。

2 鍋にだしを沸かす。しめじといんげんを加えて中火で3分ほど煮たら、みそを溶き入れる。

(1人分 糖質2.1g、塩分1.0g、熱量20kcal)

副菜・汁物を変えてもOK

✓ 厚揚げとかきのみそ煮(P.81) ✓ 豆腐ととろろ昆布のすまし汁(P.83)

この献立に含まれる栄養素
食物繊維 鉄分 フラボノイド ビタミンB群 ビタミンC&E BCAA マンガン

COLUMN

1

糖尿病のリスクがあっても人はなぜ甘いものが好きなのか？

なぜ私たちは甘いものが好きなのか考えてみましょう。人間の身体は食べたものから作られ60兆個もの細胞によって構成されています。そして、その細胞は3カ月以内に食べたものによってほぼ入れ替わります。

　人間の身体に必要な成分は、タンパク質、脂肪、炭水化物、そして体内で合成できないビタミン、ミネラル、そして水です。この中で炭水化物は身体の構成成分とはならず、細胞の中で分解されてエネルギーになります。

　勿論、タンパク質も脂肪も炭水化物と同様に細胞の中で分解されてエネルギーにはなります。エネルギーを作る場所は細胞の中にあるミトコンドリアです。エネルギーは、ミトコンドリア内でATP（アデノシン3リン酸）という形で作られ、このATPを使用して細胞はいろいろな仕事をします。ATPを産生する回路をTCA（トリカルボン酸）回路と言い、その回路の中心にあるのがグルコース（ブドウ糖）です。このグルコースは、砂糖や米から作られる糖分（単糖類のひとつ）のため、人間の身体は本能的に砂糖や上質な白米、そして甘いものなどを好みます。

　ところで、赤ちゃんは甘いものしか食べないことはご存知ですか。ヒトの舌にある味覚は、甘味、酸味、塩味、苦味、うま味が基本ですが、赤ちゃんはよくものが見えない時に何でも口に入れ、甘味以外のものすべて吐き出します。酸味は腐敗、苦みは毒の混入があると本能的に知っているからです。一般的に甘いものは新鮮でかつ毒がないものがほとんどだからです。

　肉食動物は毒を食べないように生きている血の通った動物の内臓や身体しか食べません。同様に人間の身体も毒や腐敗物を食べないように、甘いものが好きになる仕組みになっているのです。

　また、私たちの脳には報酬回路というネットワークがあり、上手くいったことを繰り返すと脳内にドーパミンが放出されて快感が生じるため、それを何度も繰り返すようになります。この快感は、たらふく食べたときの満足感と一緒であり、自分の中にある甘いものを食べたいという本能をコントロールしないと、食べた余剰の炭水化物は身体に脂肪という形で蓄積され、糖尿病やメタボリック症候群等の生活習慣病に陥るということになります。

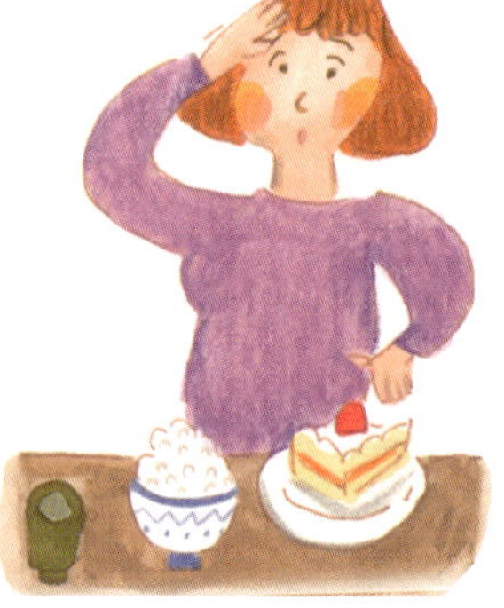

PART

2

血糖値が上がりにくい

おいしい
メインおかず

病気予防の食事は制限が多く、ワンパターンになりがち。そこで、肉・魚・野菜の素材ごとに分かれた、バリエーション豊かな絶品おかずを紹介します！　味のテイストもさまざまなので、飽きることなく楽しめること間違いなしです。

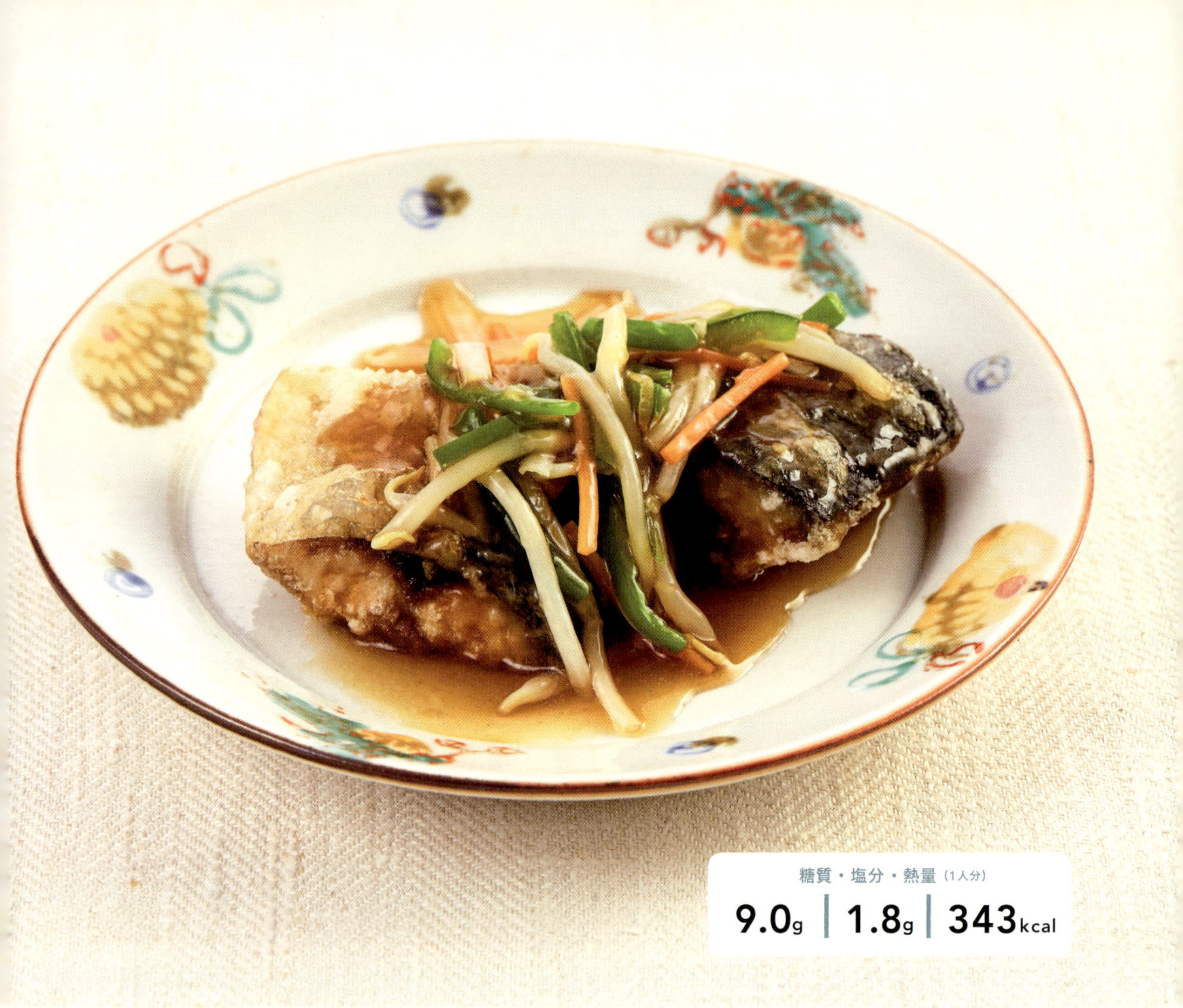

糖質・塩分・熱量（1人分）

9.0g | 1.8g | 343kcal

魚
おかず

食物繊維　鉄分　ビタミンB群　ビタミンC&E　BCAA

さばのビタミンB_2含有量は魚の中でトップクラス！

揚げさばの野菜あんかけ

✓大豆とゴーヤ入りスープ（P.87）

【材料・2人分】

さば（三枚おろし）…1枚
ねぎ…4cm
ピーマン…1個
にんじん…10g
もやし…30g
塩、こしょう…各少々
片栗粉…小さじ2
揚げ油…適量
ごま油…小さじ1
しょうが（せん切り）…少々
Ⓐ だし…100mℓ
　しょうゆ、みりん、焼酎…各大さじ1
水溶き片栗粉…大さじ1
（片栗粉小さじ1を水小さじ2で溶いたもの）

【作り方】

1 さばは4等分に切り、塩、こしょう、片栗粉をまぶす。ねぎ、ピーマン、にんじんは細切りにする。もやしは根を取る。

2 揚げ油を180℃に熱してさばを入れ、3分ほどこんがりと揚げて油をきる。

3 フライパンにごま油としょうがを中火で熱し、ねぎ、にんじん、ピーマン、もやしの順で加えて炒める。Ⓐを加え、沸騰したら水溶き片栗粉を加えてとろみをつける。

4 器に❷を盛り、❸をかける。

オススメ副菜

✓レタスとマッシュルームと生ハムのサラダ（P.74）
✓大豆とゴーヤ入りスープ（P.87）

魚
おかず

食物繊維　鉄分　ビタミンB群　ビタミンC&E

いわしが小さめの場合、手開きにして揚げ焼きにしてもOK

いわしのカレー揚げ　アスパラソテー添え

【材料・2人分】

いわし…2尾
塩…小さじ1/2
カレー粉…小さじ1/2
片栗粉…小さじ1
アスパラガス…2本
セロリ…40g
揚げ油…適量
オリーブ油…小さじ1
ローズマリー…1/2枝
こしょう…少々
白ワイン…15mℓ

【作り方】

1 いわしは頭を落とし、内臓を取り除いて水洗いし、水分を取る。塩小さじ1/4、カレー粉、片栗粉をまぶす。

2 アスパラは斜め4cm長さに切る。セロリは斜め5mm幅に切る。

3 揚げ油を180℃に熱し、❶を3～4分こんがりと揚げて、油をきる。

4 フライパンにオリーブ油を熱し、アスパラ、セロリ、ちぎったローズマリー、残りの塩（小さじ1/4）、こしょうを加えて炒め、白ワインを加え、炒め合わせる。

5 器に❸を盛り、❹をかける。

オススメ副菜

- カリフラワーとしじみのオイスター風味 （P.72）
- ねぎとセロリのベーコン入りポトフ （P.85）

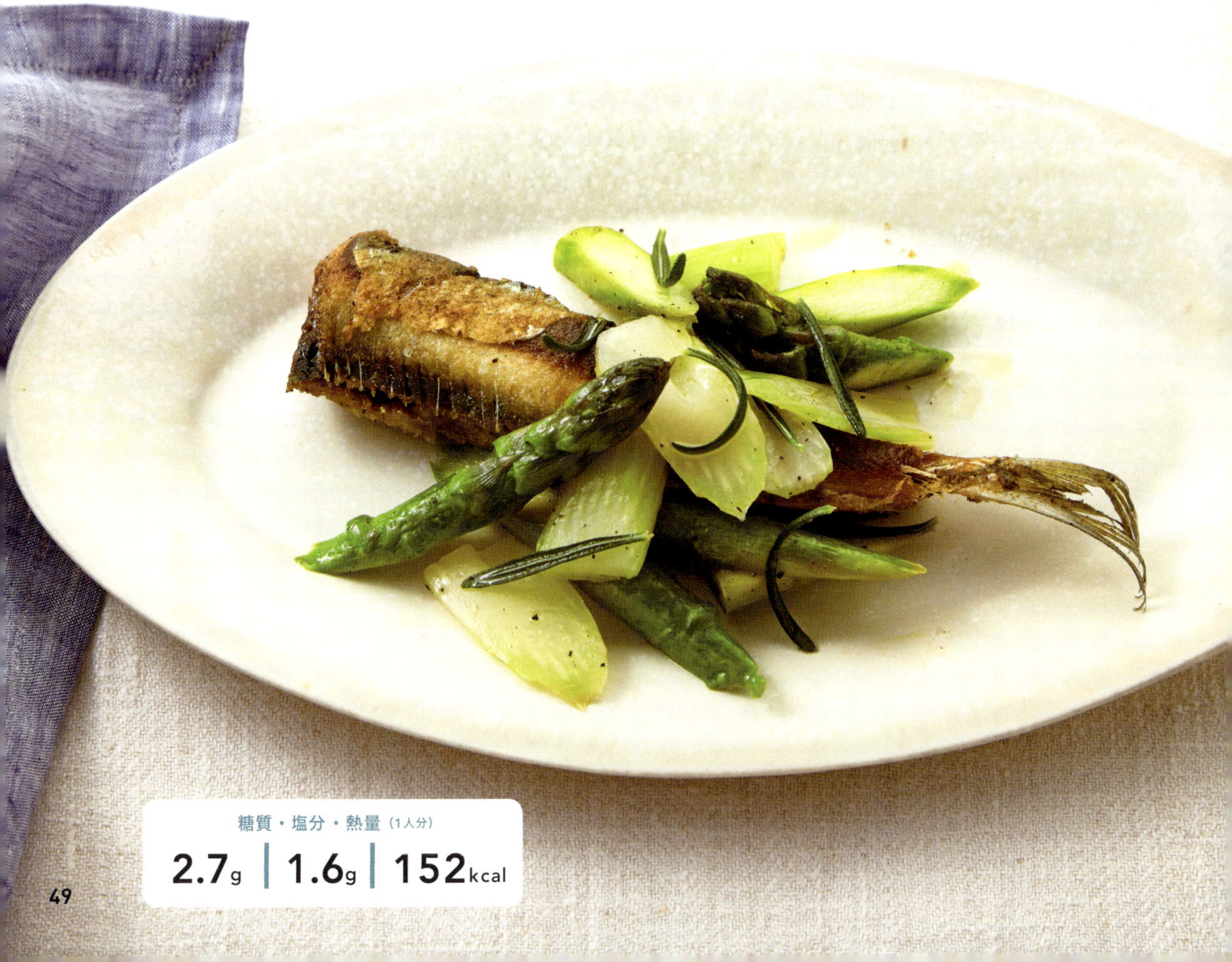

糖質・塩分・熱量（1人分）

2.7g | 1.6g | 152kcal

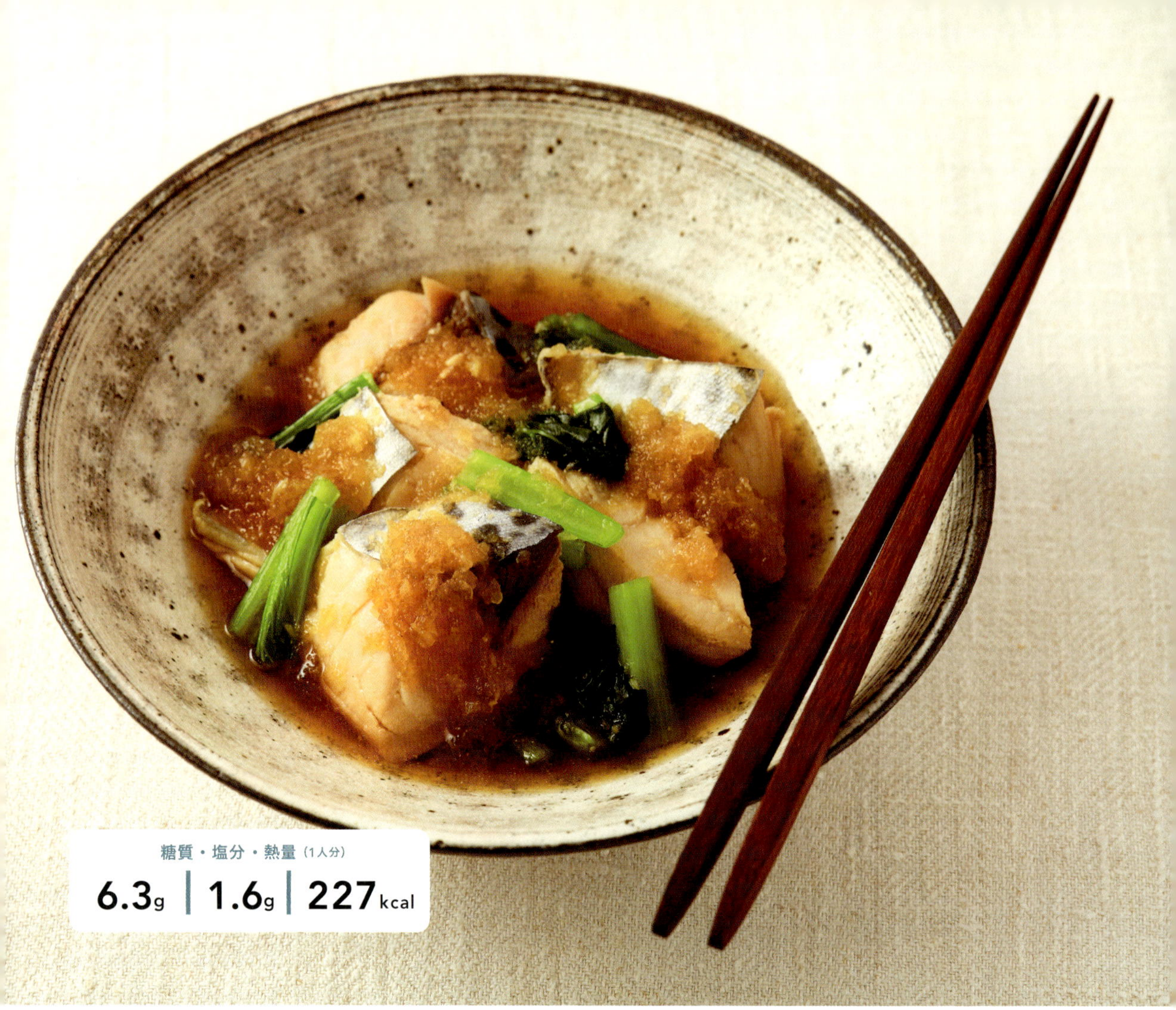

糖質・塩分・熱量（1人分）

6.3g | 1.6g | 227kcal

鉄分　ビタミンB群　ビタミンC&E　BCAA

魚
おかず

実は青魚のさわらはDHA、EPAに加えて、鉄分も豊富！

さわらと小松菜のみぞれ煮

【材料・2人分】

さわら…2切れ
小松菜…40g
しょうが…少々
大根…80g
Ａ
- だし…50mℓ
- 焼酎、みりん、しょうゆ…各大さじ1

【作り方】

1 さわらは3cm幅に切って塩（分量外）をふり、10分置いて水分を拭き取る。小松菜は3cm長さに切り、しょうが、大根はすりおろす。

2 鍋にⒶを中火で沸かし、さわらを加えて弱火で4〜5分煮る。小松菜、しょうが、大根を加えて1〜2分煮る。

POINT

日本酒の代わりにするなら？

和食に欠かせない日本酒は、精白米が原料。かなりGI値が高いので飲むのはもちろん、調理に使うのもNG。代わりに蒸留酒である焼酎を使って。

オススメ副菜

- 豆腐入り茶わん蒸し（P.80）
- 豚ひき肉と切り干し大根のピリ辛スープ（P.86）

魚おかず

鉄分 ビタミンB群 ビタミンC&E BCAA

いかには血糖値を下げる働きがあるタウリンがたっぷり

いかとにらの中華炒め

【材料・2人分】

いか（胴、足）…150g
にら…40g
塩、こしょう…各少々
ごま油…大さじ1/2
ねぎ（あらみじん）
…大さじ2
しょうが（みじん切り）
…小さじ1
中華スープの素…1g
焼酎…大さじ1

【作り方】

1 いかは胴を8㎜幅の輪切り、足を食べやすい長さに切り、塩、こしょうをまぶす。にらは4㎝長さに切る。

2 フライパンにごま油としょうがを中火で熱し、いかを加えて炒める。

3 中華スープの素、焼酎、塩、こしょう、にらを加えて炒め合わせる。

オススメ副菜

カリフラワーとしじみのオイスター風味（P.72）
豚ひき肉と切り干し大根のピリ辛スープ（P.86）

糖質・塩分・熱量（1人分）

1.0g | 0.7g | 110kcal

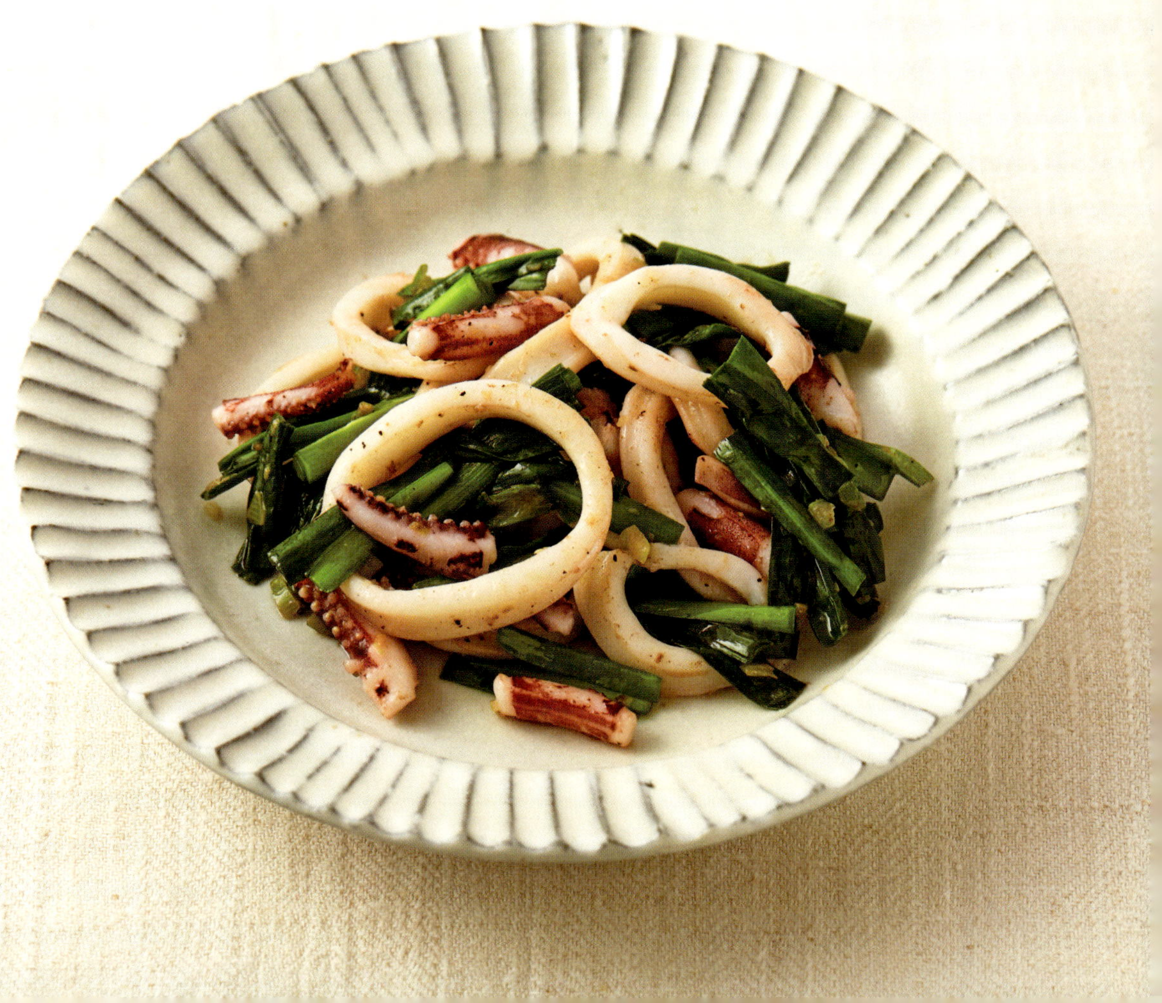

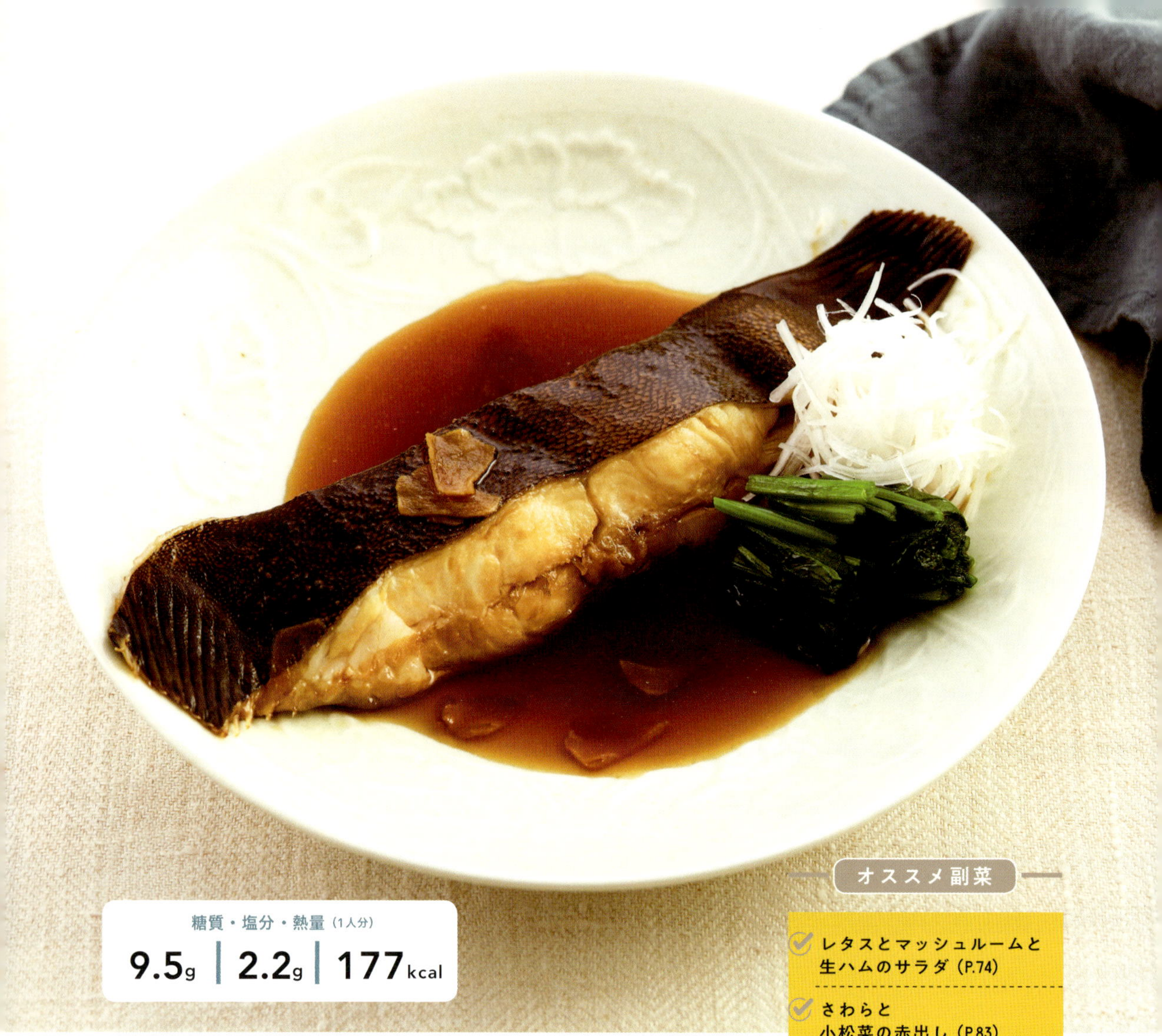

糖質・塩分・熱量（1人分）

9.5g | 2.2g | 177kcal

オススメ副菜

レタスとマッシュルームと生ハムのサラダ（P.74）

さわらと小松菜の赤出し（P.83）

魚おかず

鉄分　ビタミンB群　ビタミンC&E　BCAA

かれいは身にタウリン、卵にビタミンB群が豊富な魚です

かれいの煮つけ

【材料・2人分】

かれい…2切れ
塩…少々
ほうれん草…60g
A
- 焼酎、みりん…各大さじ2
- しょうゆ…小さじ4
- しょうが（薄切り）…少々

白髪ねぎ…10g

【作り方】

1. かれいは塩をふって10分置き、湯通しする（POINT参照）。ほうれん草は塩ゆでし、3cm長さに切る。
2. フライパンにA、かれいを入れて落しぶたをし、中火で5分ほど煮込む。
3. 落しぶたを外し、煮汁をかけながらさらに煮て、煮汁に濃度がついてきたら煮汁ごと器に盛る。ほうれん草と白髪ねぎを添える。

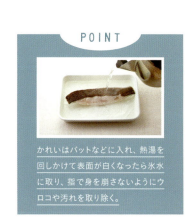

POINT

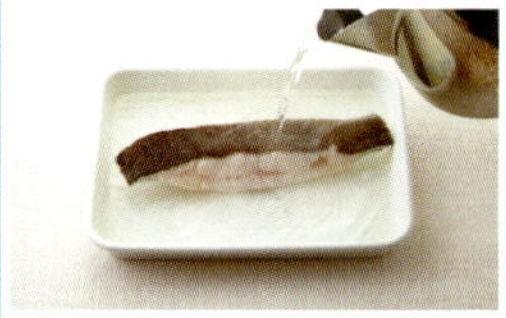

かれいはバットなどに入れ、熱湯を回しかけて表面が白くなったら氷水に取り、指で身を崩さないようにウロコや汚れを取り除く。

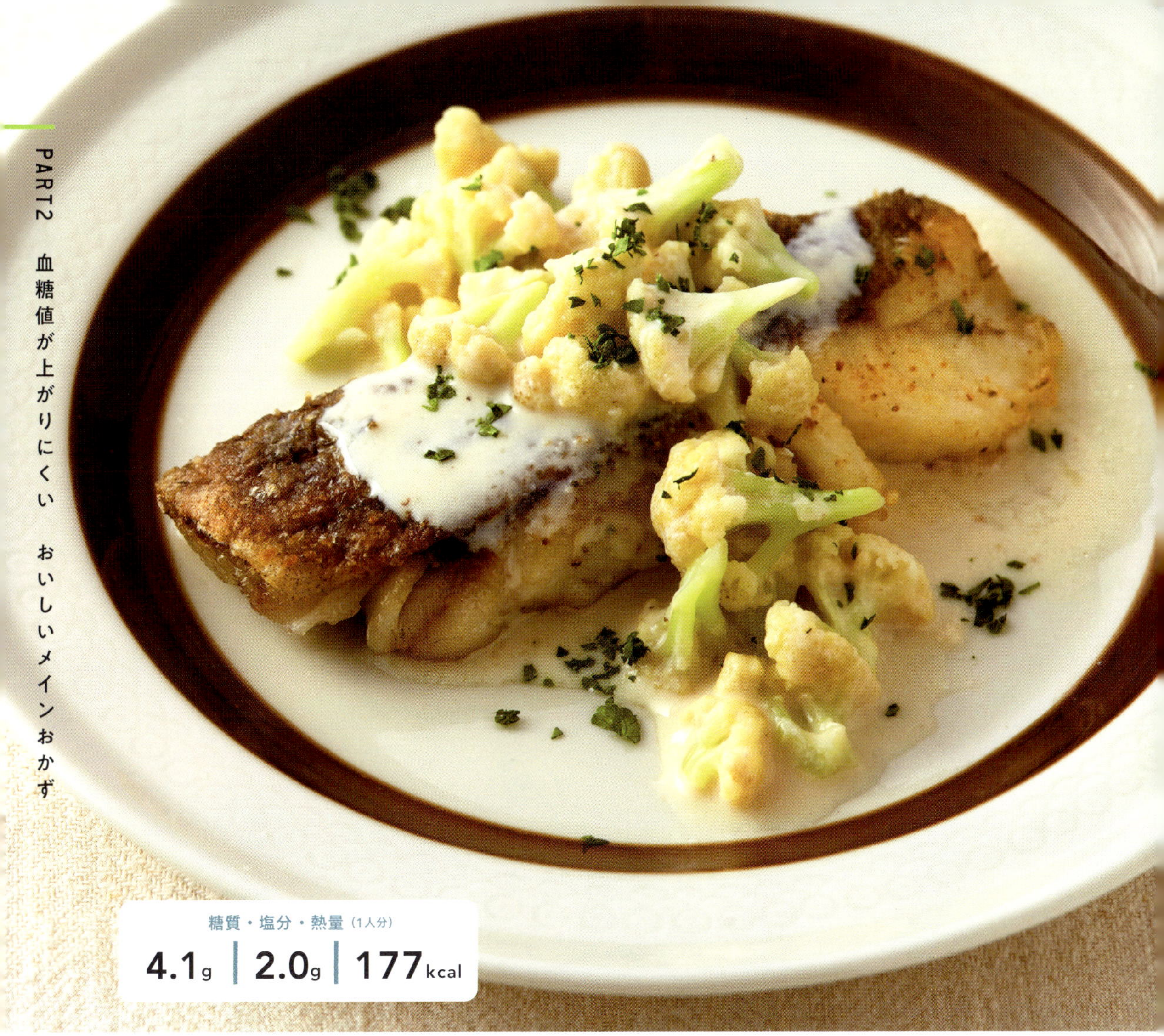

糖質・塩分・熱量（1人分）

4.1g | 2.0g | 177kcal

魚おかず

ビタミンB群　ビタミンC&E　BCAA

低脂肪＆高たんぱくなたらを、低 GI な豆乳ソースで！

たらのムニエル カリフラワーソース

【材料・2人分】

たら…2切れ
カリフラワー…60g
塩…小さじ1/2
こしょう…少々
片栗粉…小さじ2
バター(上澄み) …15g
豆乳…100mℓ
チキンブイヨンの素…1g
イタリアンパセリ
（あらみじん切り）…少々

【作り方】

1 たらに塩小さじ1/4、こしょう、片栗粉をまぶす。カリフラワーは小さめの小房に分ける。

2 フライパンにバター7.5gを中火で熱し、たらの皮目を下にして並べて3分ほど焼く。皮目がパリッとしたら裏返し、弱火でさらに2分焼く。

3 鍋に残りのバター(7.5g)を弱火で熱し、カリフラワーをソテーする。豆乳、チキンブイヨンの素、残りの塩（小さじ1/4）、こしょうを加えて3〜4分煮る。

4 器に❷を盛り、❸をかけてイタリアンパセリを散らす。

オススメ副菜

- レタスとマッシュルームと生ハムのサラダ (P.74)
- ねぎとセロリのベーコン入りポトフ (P.85)

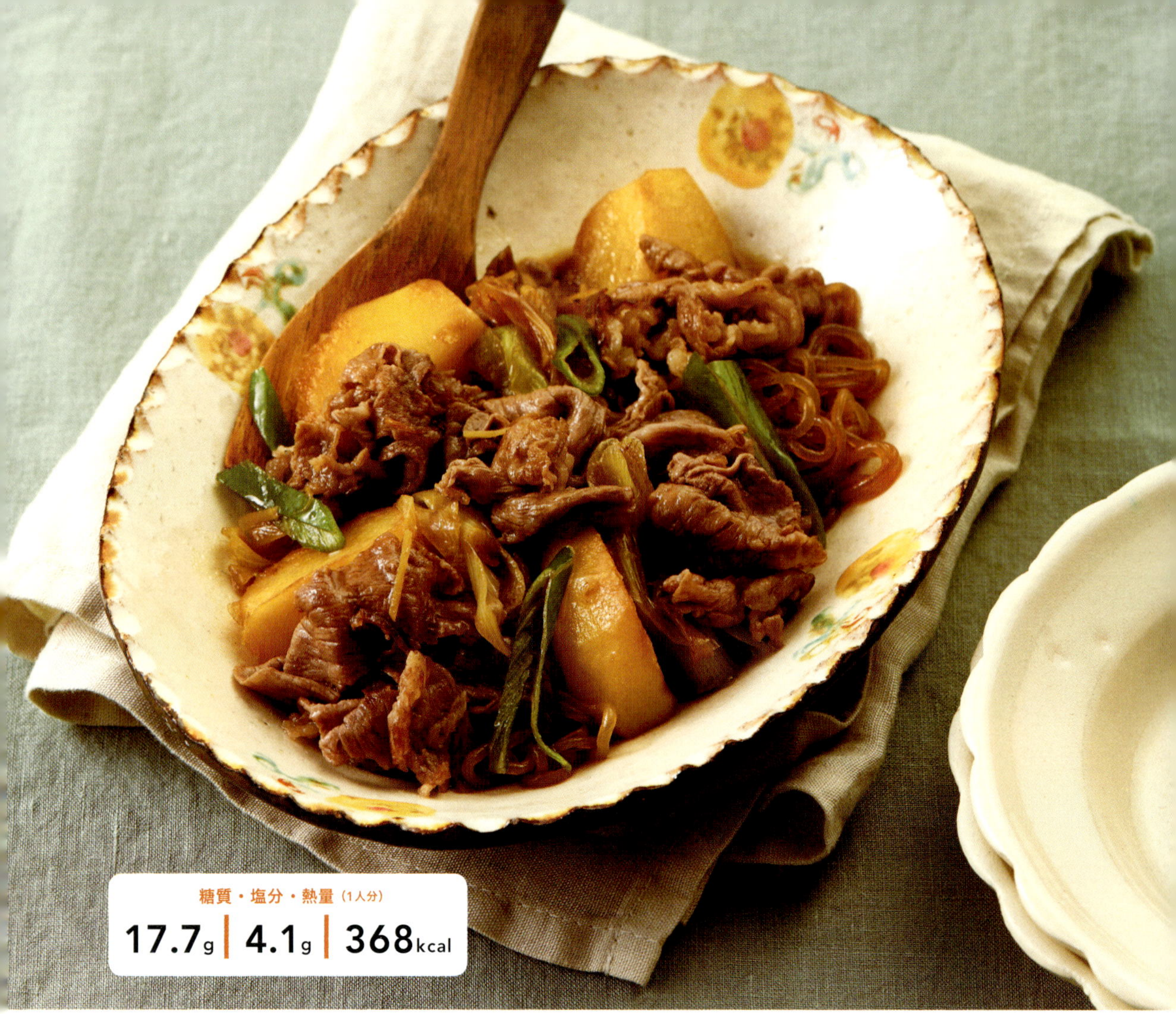

糖質・塩分・熱量（1人分）

17.7g | 4.1g | 368kcal

食物繊維 | 鉄分 | ビタミンB群 | ビタミンC&E | BCAA

肉 おかず

ミトコンドリアの形成に欠かせないBCAAが豊富！

牛肉たっぷり肉じゃが

【材料・2人分】

牛薄切り肉…150g
ねぎ…60g
しらたき…60g
じゃがいも…60g
しょうが(せん切り)…少々
ごま油…小さじ1
A だし…150㎖
A しょうゆ…大さじ3
A みりん…大さじ2
A 焼酎…大さじ1

【作り方】

1 牛肉は4㎝四方、ねぎは斜め2㎜幅に切る。しらたきは湯通しして10㎝長さに切る。じゃがいもは乱切りにする。

2 フライパンにしょうがとごま油を中火で熱し、香りが出れば牛肉、ねぎ、しらたき、じゃがいもの順で加えながら炒める。

3 Aを加えてふたをし、15分ほど煮込む。

POINT

じゃがいもは少なめに

肉じゃがの主役じゃがいもは、GI値が高いため避けたい食材。肉、しらたき、ねぎをたっぷり使えば、いも少なめでも満足感十分。

オススメ副菜

- レタスとマッシュルームと生ハムのサラダ (P.74)
- しじみとたけのこ入りスープ (P.87)

肉おかず

食物繊維 ビタミンC&E BCAA

鶏肉の中で、特に旨み&栄養がたっぷりなもも肉を使います

チキンソテー エリンギとトマトの煮込み添え

【材料・2人分】

鶏もも肉…1枚(250g)
塩…小さじ1/2
こしょう…少々
タイム…1枝
オリーブ油…小さじ2
ねぎ…40g
トマト…1個
エリンギ…1本
マッシュルーム…2個
にんにく(みじん切り)…少々
白ワイン…大さじ1

【作り方】

1 鶏肉の皮目にナイフの先で数カ所穴を開け、塩小さじ1/4、こしょう、タイムちぎってからめる。ねぎ、トマト、エリンギは1cm角に、マッシュルームは4つ割りにする。

2 フライパンにオリーブ油小さじ1を中火で熱し、鶏の皮目を下にして余分な脂を出すように8分ほどカリッと焼き、裏返して身の方は弱火で2〜3分焼いて取り出す。

3 フライパンに残りのオリーブ油(小さじ1)とにんにくを中火で熱し、ねぎ、エリンギ、マッシュルームを香ばしく炒める。白ワイン、トマト、残りの塩(小さじ1/4)、こしょうを加え、さらに汁気がなくなるまで炒める。

4 器に❷を盛り、❸をかける。

オススメ副菜

カリフラワーとしじみのオイスター風味 (P.72)

はまぐりといんげんの豆乳チャウダープ (P.84)

糖質・塩分・熱量 (1人分)

6.7g | 1.7g | 398kcal

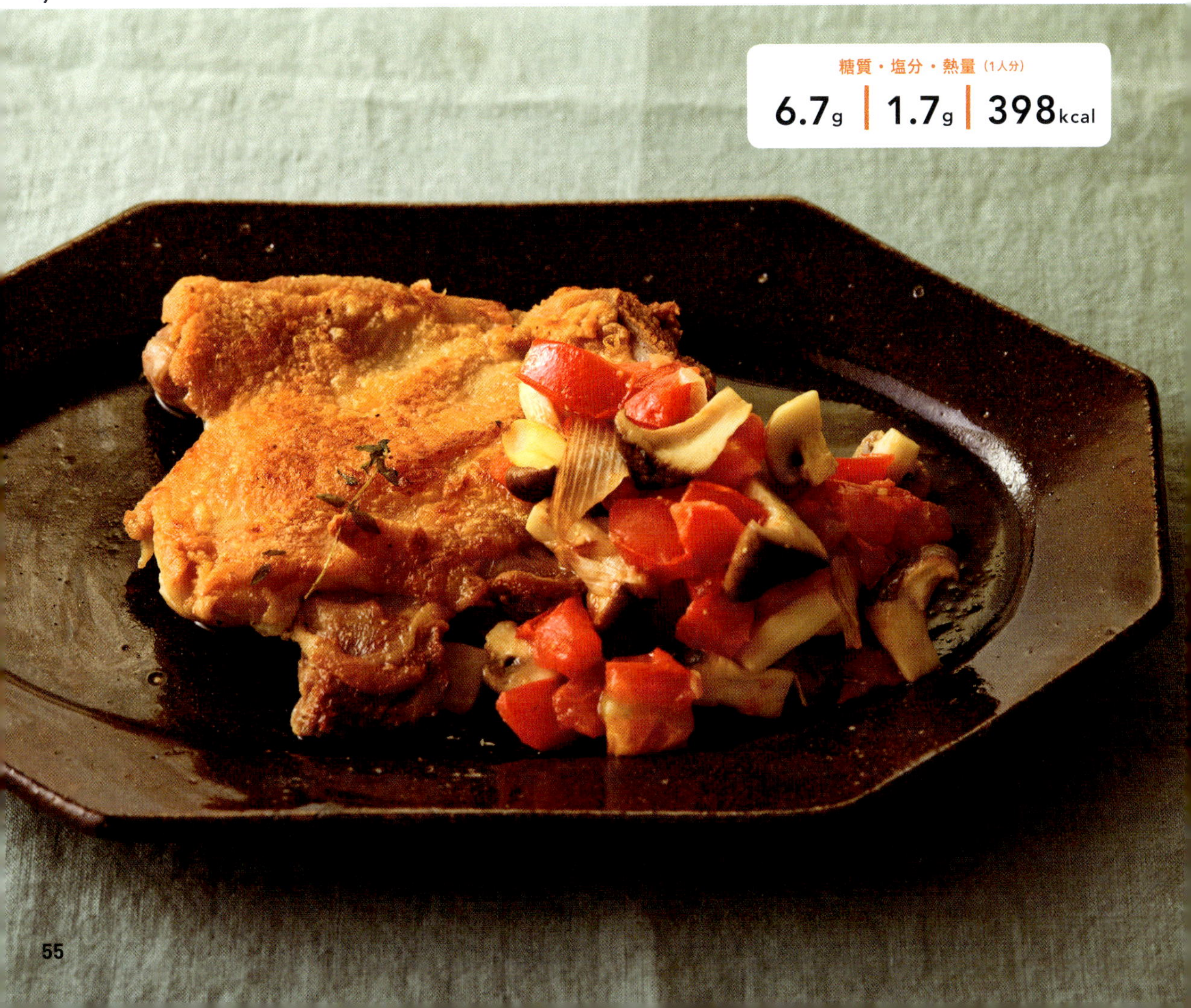

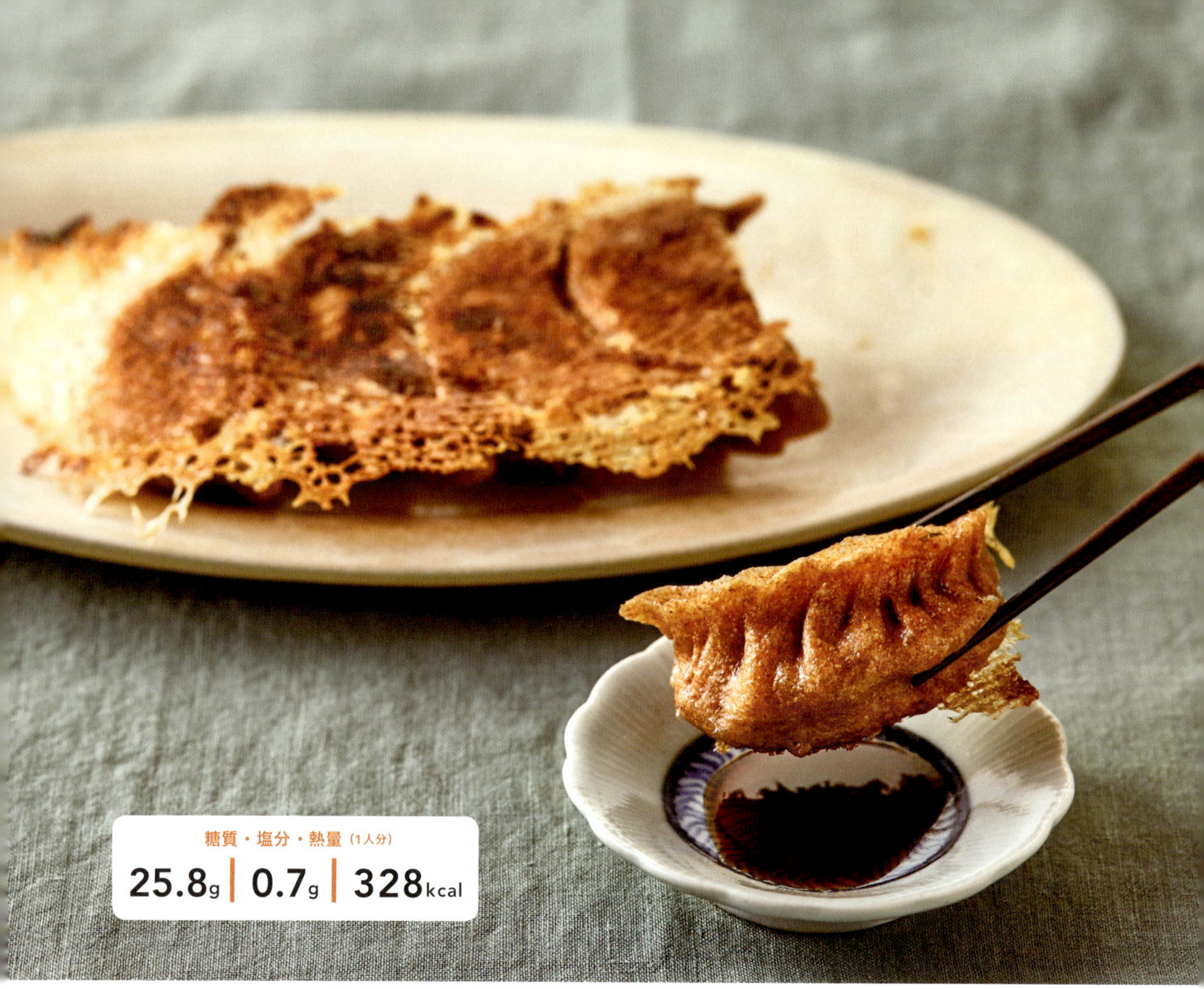

糖質・塩分・熱量（1人分）

25.8g | 0.7g | 328kcal

肉おかず

食物繊維　鉄分　ビタミンB群　ビタミンC&E　BCAA　マンガン

手作りした全粒粉の皮があれば、餃子だってOK！

全粒粉の手作り皮餃子

【材料・2人分】

豚ひき肉…120g
全粒粉の餃子の皮
…10枚(P12参照)
白菜…60g
にら…10g
ねぎ…20g
しょうが(みじん切り)
…少々
片栗粉…小さじ1
ごま油…小さじ2
塩、こしょう…各少々
水溶き片栗粉…全量
(片栗粉小さじ1を
水100mℓで溶いたもの)
酢しょうゆ…適量

【作り方】

1. 白菜、にら、ねぎはあらみじん切りにして、塩をまぶして10分置き、水分を絞る。
2. ボウルに豚肉、❶、しょうが、片栗粉、ごま油小さじ1、こしょうを入れて混ぜる。
3. 生地を10等分にし、餃子の皮に乗せてひだを寄せ、閉じる。
4. フライパンに残りのごま油(小さじ1)を中火で熱し、❸を並べ、水溶き片栗粉を注いでふたをする。
5. 5分ほど蒸し焼きにしたらふたを外し、水分を飛ばしてカリッと香ばしく焼く。器に盛り、酢しょうゆを添える。

オススメ副菜

- いんげんとパプリカとうなぎの炒め物 (P.73)
- ひき肉と切り干し大根のピリ辛スープ (P.86)

肉 おかず

食物繊維　ビタミンB群　ビタミンC&E　BCAA

衣に全粒粉を使った、低GIなごちそう！

トンカツのせん切りキャベツ添え

【材料・2人分】

豚ロース肉…2枚（250g）
塩…小さじ1/2
こしょう…少々
全粒粉…大さじ1
溶き卵…1個分
全粒粉パン粉…20g※
揚げ油…適量
キャベツ（せん切り）…100g
ミニトマト…2個
とんかつソース…大さじ2
ねりがらし…適量
※全粒粉パンを冷凍し、すりおろす

【作り方】

1 豚ロース肉は筋切りをする。塩、こしょう、全粒粉をまぶし、溶き卵、全粒粉パン粉の順につける。

2 揚げ油を180℃に熱し、両面2分ずつこんがりと揚げ、油をよくきる。

3 器にキャベツ、ミニトマトを盛り、2を食べやすく切って並べ、ソース、からしを添える。

オススメ副菜

- アスパラガスと桜えびのガーリックソテー (P.77)
- 豆腐ととろろ昆布のすまし汁 (P.83)

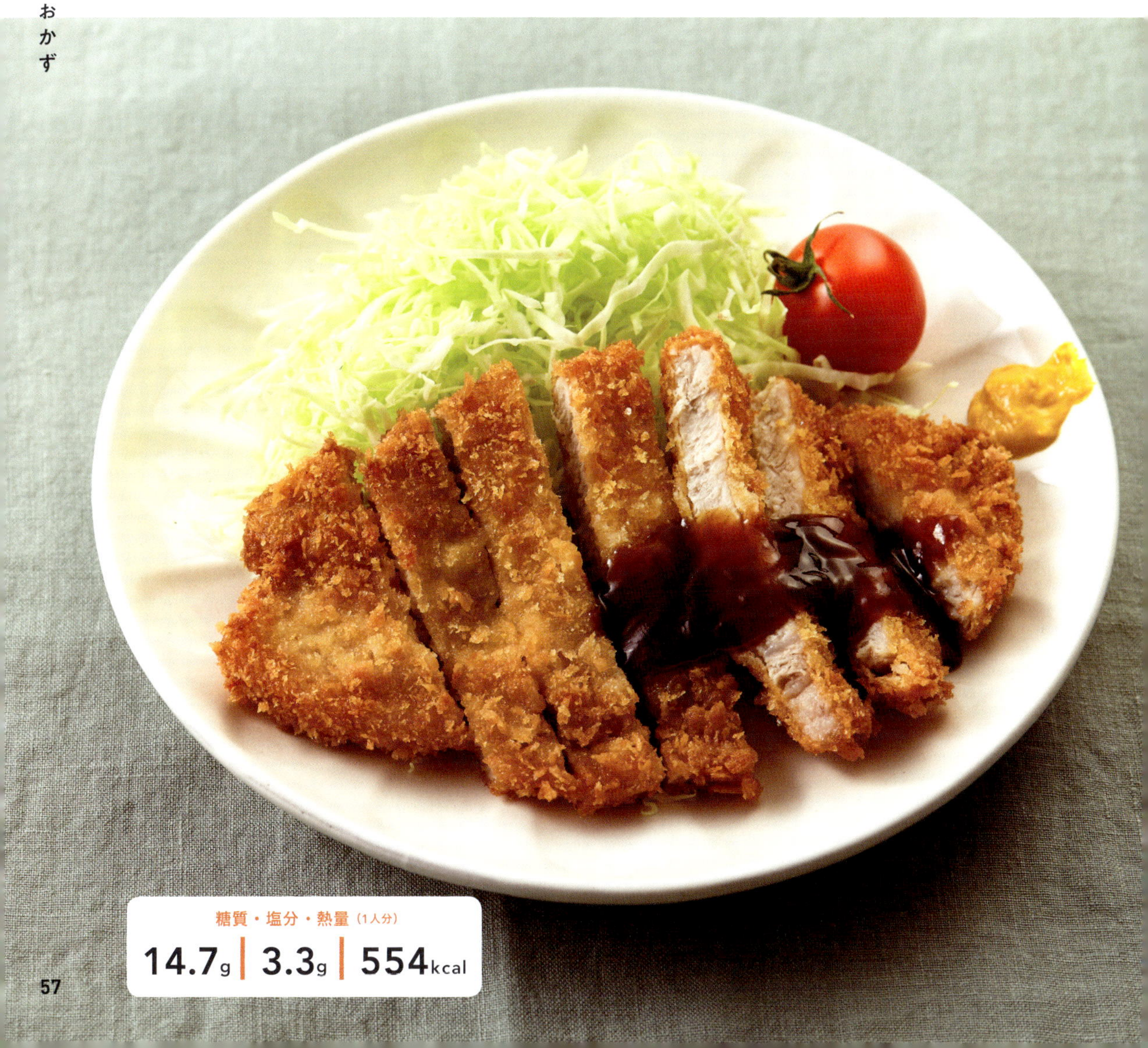

糖質・塩分・熱量（1人分）
14.7g | 3.3g | 554kcal

肉
おかず

食物繊維 フラボノイド ビタミンB群 ビタミンC&E BCAA

豚肉には糖がエネルギーになるときに必須の、ビタミン B 群がたくさん！

チンジャオロース

【材料・2人分】

豚もも肉…150g
ゆでたけのこ…50g
ピーマン…1個
塩、こしょう…各少々
片栗粉…小さじ2
A
- 焼酎、しょうゆ…各小さじ1
- みりん…大さじ1
- オイスターソース…小さじ2

ごま油…小さじ1
ねぎ(あらみじん切り)…大さじ1
しょうが(みじん切り)…小さじ1

【作り方】

1 豚肉は細切りにして塩、こしょう、片栗粉をまぶす。たけのこ、ピーマンは細切りにする。Aは混ぜ合わせる。

2 フライパンにごま油、ねぎ、しょうがを中火で熱し、香りが出たら豚肉をほぐしながら香ばしく炒める。

3 たけのこ、ピーマンを加えて炒め、Aを加えて全体を大きく混ぜながら炒める。

オススメ副菜

- もやしとパクチーのピリ辛和え (P.76)
- 大豆とゴーヤ入りスープ (P.87)

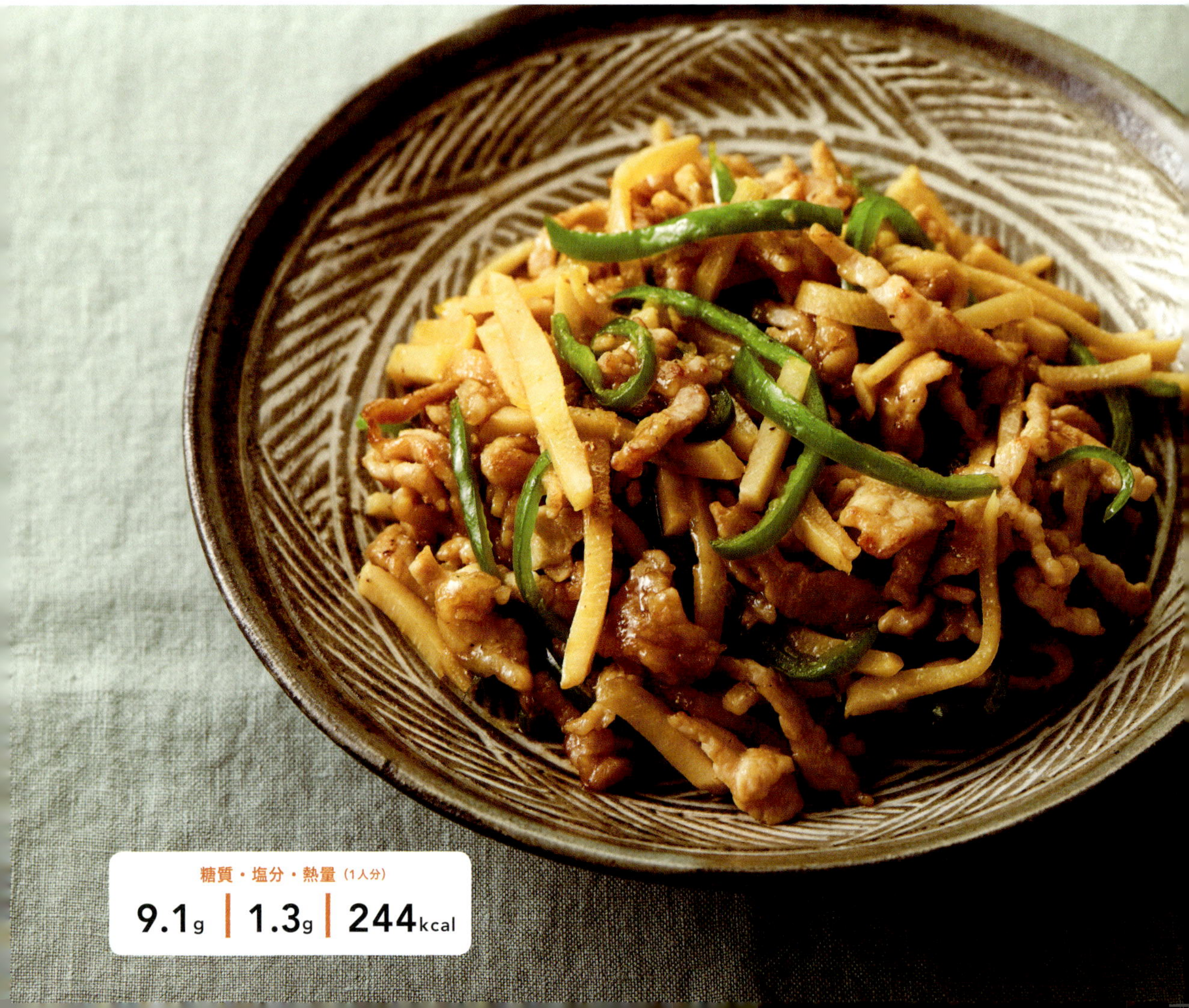

糖質・塩分・熱量 (1人分)

9.1g | 1.3g | 244kcal

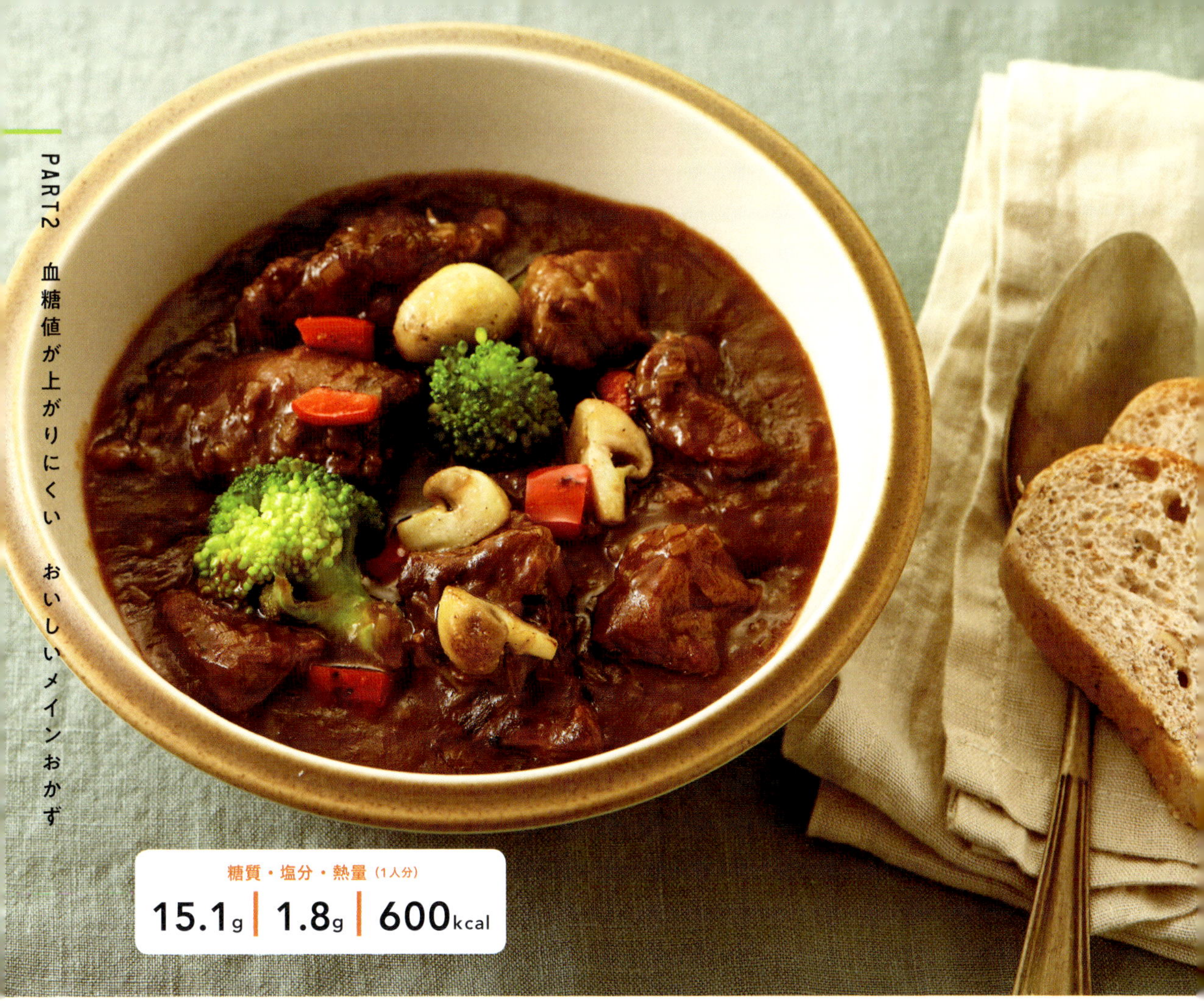

糖質・塩分・熱量（1人分）

15.1g | 1.8g | 600kcal

食物繊維 / 鉄分 / ビタミンB群 / ビタミンC&E / BCAA

肉 おかず

GI値の高いじゃが・玉・にんじんは使わず、ねぎで旨みをアップ！

ビーフシチュー

【材料・2人分】

牛もも肉(塊)…300g
ねぎ…100g
マッシュルーム…4個
ブロッコリー…40g
パプリカ(赤)…5g
塩、こしょう…各少々
A 赤ワイン…30mℓ
A 水…200mℓ
A デミグラスソース（市販品）…200g
バター(上澄み)…15g

【作り方】

1 牛肉は4cm角に切り塩、こしょうする。ねぎはあらみじん切り、マッシュルームは6つ割り、ブロッコリーは小房に分けて塩ゆで(分量外)する。パプリカは1cm四方に切る。

2 フライパンにバター10gを強火で熱し、牛肉の表面をこんがりと焼く。ねぎを加えて色づくまで炒める。

3 Aを加えて混ぜ、ふたをして弱火で1時間半ほどときどき混ぜながら煮込む。

4 フライパンに残りのバター(5g)を中火で熱し、パプリカとマッシュルームをソテーして塩、こしょうで調味する。

5 器に3を盛り、ブロッコリー、4を散らす。

オススメ副菜

- レタスとマッシュルームと生ハムのサラダ (P.74)
- たらこ入りスクランブルドエッグのトースト添え (P.81)

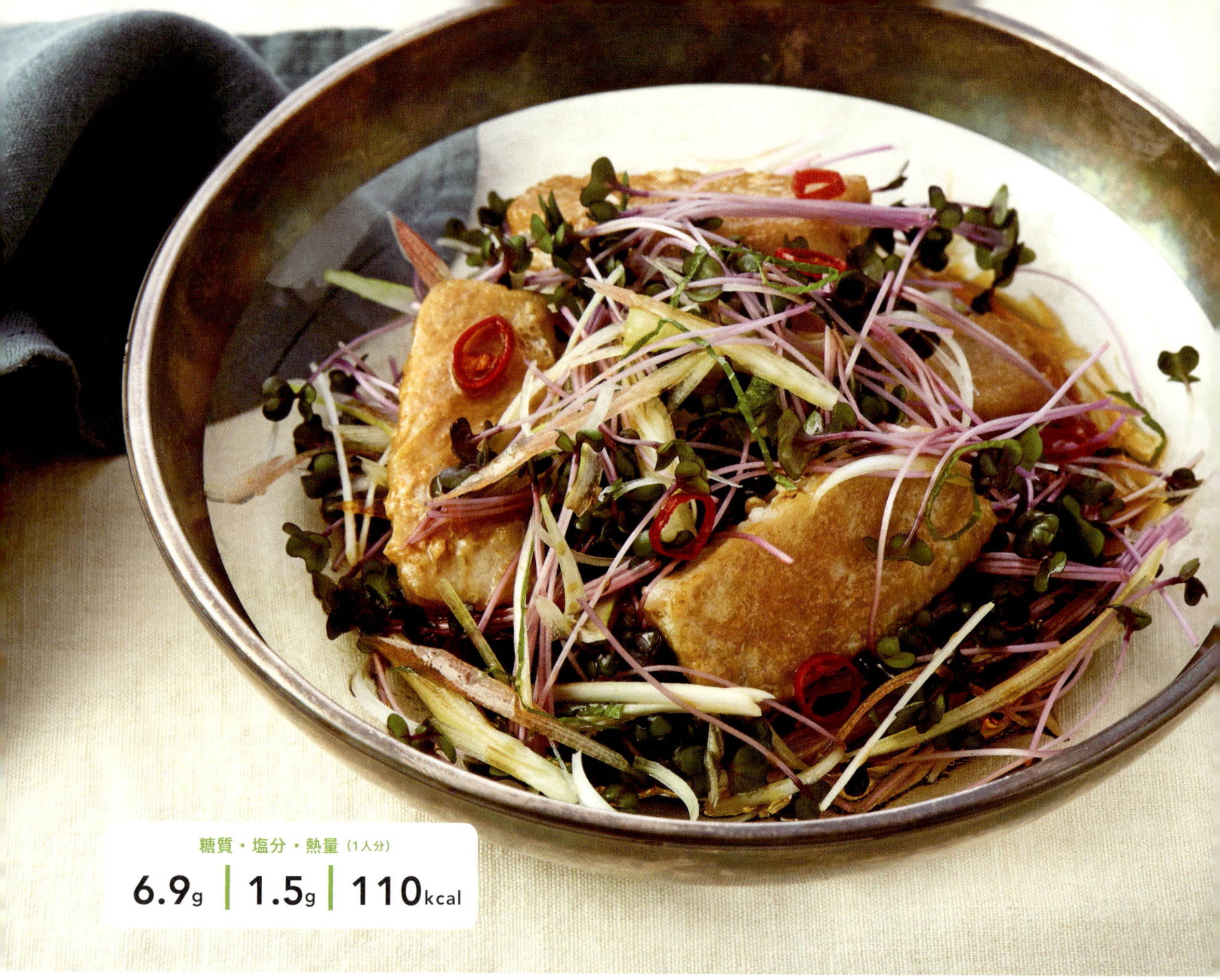

糖質・塩分・熱量（1人分）

6.9g | 1.5g | 110kcal

鉄分　ビタミンB群　ビタミンC&E　BCAA

野菜おかず

スプラウト類に豊富に含まれるビタミンは生で摂るのがオススメ

野菜たっぷりマグロ入り南蛮漬け

【材料・2人分】

レッドキャベツスプラウト
…1パック（正味20g）
ねぎ…4cm
みょうが…1本
青じそ…1枚
まぐろ…100g
片栗粉…小さじ1
塩、オリーブ油…各適量
Ⓐ 酢…大さじ2
Ⓐ みりん、しょうゆ…各大さじ1
Ⓐ 唐辛子（輪切り）…少々

【作り方】

1. スプラウトは根を落とし、ねぎ、みょうが、青じそはせん切りにして水に10分さらし、シャキッとしたら水分をきる。
2. まぐろは2cm×4cmの1cm厚さに切り、片栗粉と塩をまぶす。フライパンにオリーブ油を中火で熱し、両面こんがり焼く。
3. 鍋にⒶを沸かす。❷を入れて火を止め、そのまま室温になるまで冷ます。
4. ❶を加えてざっくり混ぜ、器に盛る。

オススメ副菜

ぶりとれんこんの煮物（P.84）

カリフラワーとソーセージのカレースープ（P.69）

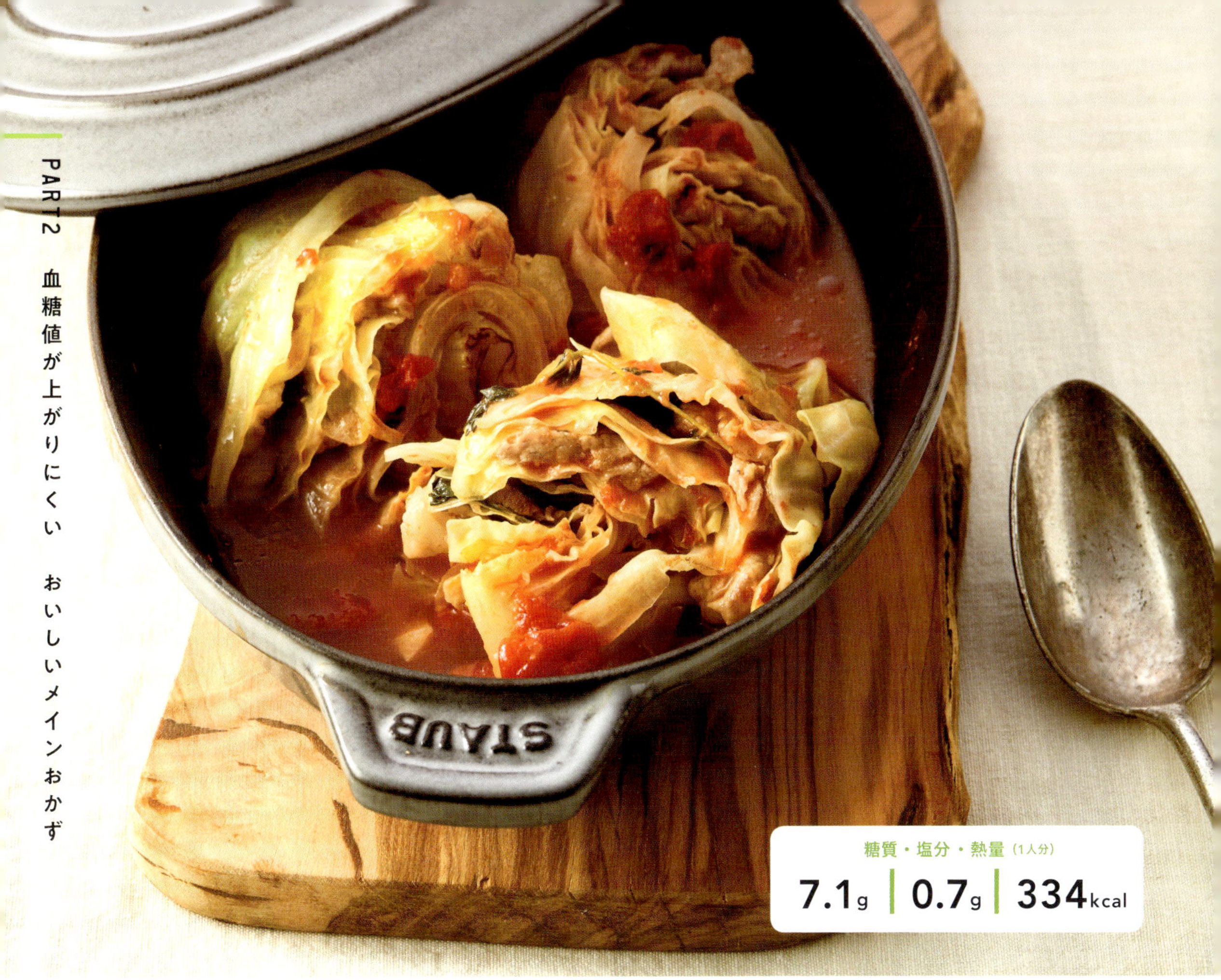

糖質・塩分・熱量（1人分）
7.1g | 0.7g | 334kcal

野菜おかず

食物繊維 ビタミンC&E BCAA

ビタミンCは水溶性なので、栄養が溶け出た煮汁も一緒にいただくのが◎

洋風豚肉入りキャベツの重ね煮

【材料・2人分】

キャベツ…小1/2個（200g）
豚肩ロース薄切り肉…100g
塩、こしょう…各少々
片栗粉…小さじ1
バジルの葉…4枚
バター（上澄み）…10g
A トマト水煮缶（カットタイプ）…120g
A 水…100ml
A チキンブイヨンの素…2g

【作り方】

1. 豚肉に塩、こしょう、片栗粉をまぶす。
2. キャベツは芯から半分に切り、❶とちぎったバジルを葉の間に挟み、芯からさらに半分に切る（8つ割りにしたものが4つできるように）。
3. 鍋にバターを中火で熱し、❷の側面をこんがりと焼く。Ⓐ、塩、こしょうを加えてふたをし、弱火で10分煮たら裏返して、さらに10分煮る。

オススメ副菜

- レタスとマッシュルームと生ハムのサラダ（P.74）
- あさりとかぶのねぎ油がけ（P.70）

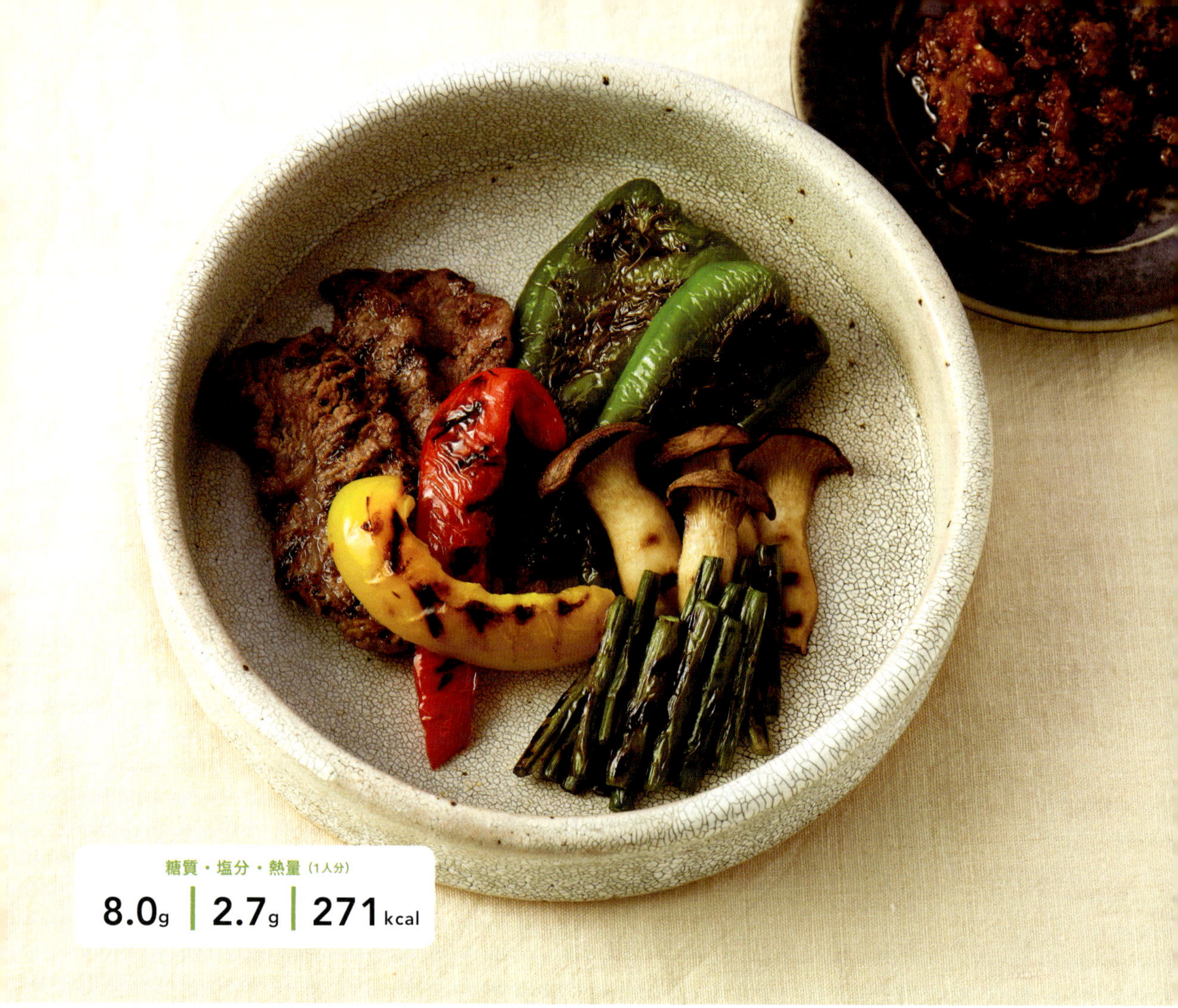

糖質・塩分・熱量（1人分）
8.0g | 2.7g | 271kcal

食物繊維　鉄分　ビタミンB群　ビタミンC&E　BCAA

野菜おかず

手作りのたれと低GI素材の素材選びがポイント！

手作りだれの野菜たっぷり焼き肉

【材料・2人分】

エリンギ…小2本
にんにくの芽…40g
ピーマン…1個
パプリカ(赤・黄)
　…各1/8個
牛カルビ肉(焼き肉用)
　…80g
塩、こしょう…各少々
ごま油…小さじ2
Ⓐ
りんご(すりおろし)
　…40g
しょうゆ…大さじ2
しょうが(すりおろし)
　…10g

【作り方】

1 エリンギは縦半分に切る。にんにくの芽は5cm長さに切る。ピーマンは縦半分に切り種を取る。パプリカは縦半分に切り種を取る。牛肉は塩、こしょうをまぶす。

2 ❶の野菜と肉にごま油をからめ、グリルパン(または魚焼きグリル)でこんがりと焼く。Ⓐを混ぜ合わせて添える。

POINT

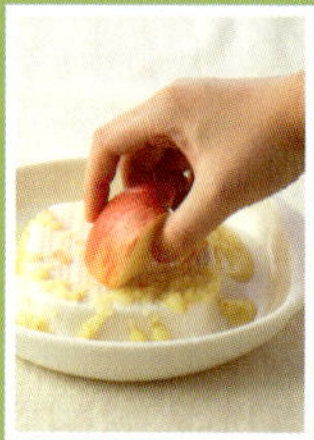

市販の焼き肉のたれはかなり糖質高め。りんごとしょうがをベースに手作りするのが、低GIで仕上げるコツ。好みでゆずこしょうを加えても。

オススメ副菜

- アスパラガスと桜えびのガーリックソテー (P.77)
- 大豆とゴーヤ入りスープ (P.87)

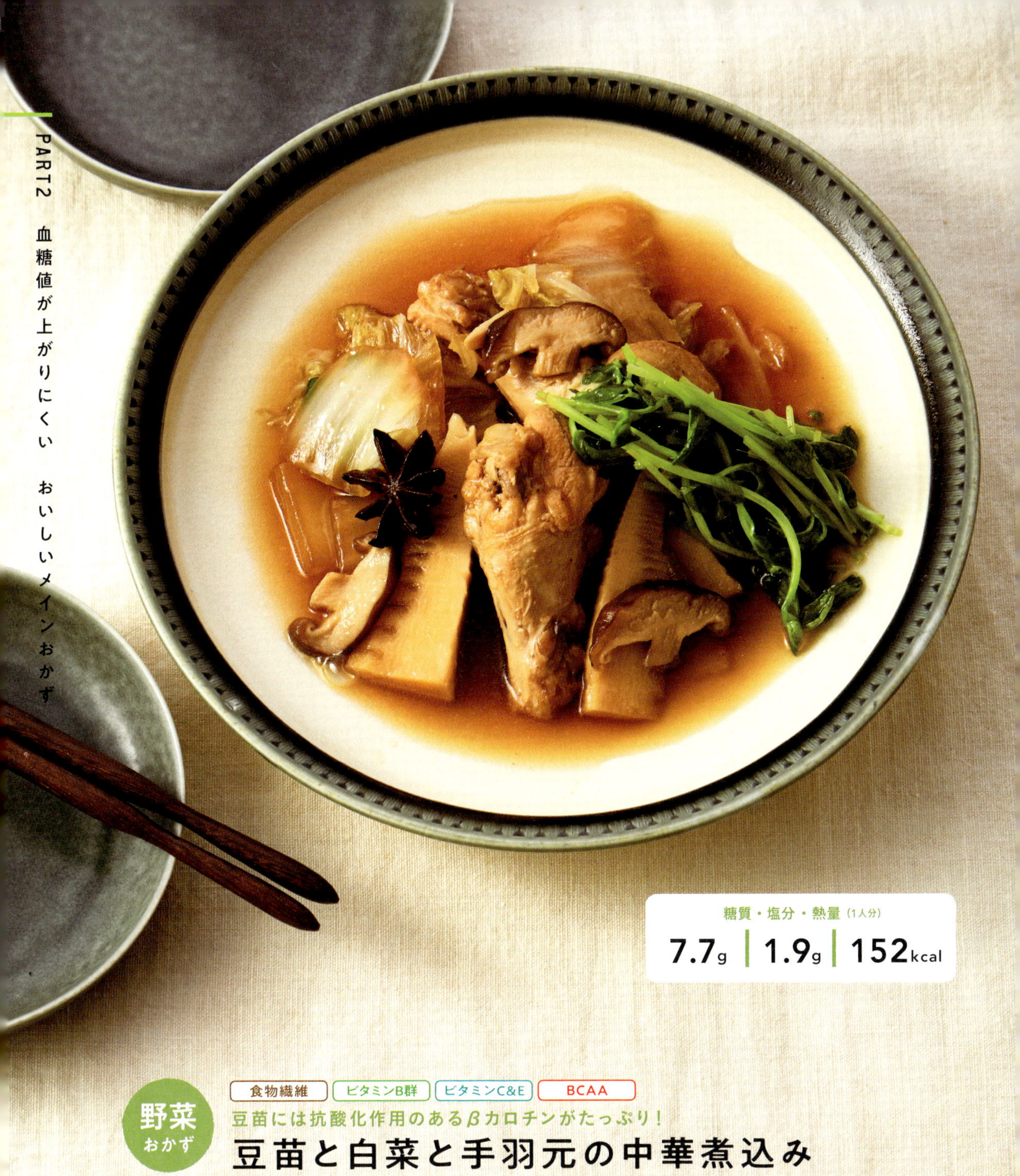

糖質・塩分・熱量（1人分）

7.7g | 1.9g | 152kcal

食物繊維 ビタミンB群 ビタミンC&E BCAA

野菜おかず

豆苗には抗酸化作用のあるβカロテンがたっぷり！

豆苗と白菜と手羽元の中華煮込み

【材料・2人分】

豆苗…50g
白菜…100g
たけのこ…100g
しいたけ…2枚
鶏手羽元…2本
ごま油…小さじ1
　八角…1個
　しょうゆ、焼酎、みりん
　　…各大さじ1
　中華スープの素…2g
　水…200mℓ

【作り方】

1 豆苗は4cm長さ、白菜は3cm四方に切る。しいたけは5mm厚さに切り、たけのこは5mm厚さのくし形切りにする。

2 フライパンにごま油を中火で熱し、鶏肉とたけのこを炒める。

3 白菜、しいたけを加えて炒めⒶを入れて15分煮込み、豆苗を加える。

オススメ副菜

✓ いんげんとパプリカとうなぎの炒め物（P.73）

✓ 揚げ出し豆腐（P.78）

野菜
おかず

食物繊維　鉄分　フラボノイド　ビタミンB群　ビタミンC&E　BCAA

れんこん＆豆で、糖質の吸収を緩やかにする食物繊維を摂取

れんこんと豆の洋風煮込み

【材料・2人分】

れんこん、
　ミックスビーンズ(水煮)
　…80g
たら…80g
塩、こしょう…各少々
片栗粉…小さじ1
オリーブ油…小さじ2

A
- 水…200mℓ
- 白ワイン…30mℓ
- チキンブイヨンの素…2g
- タイム…1枝

【作り方】

1 れんこんは3mm幅の輪切りにし、水に10分さらしてざるに上げる。たらは4等分に切り、塩、こしょう、片栗粉をまぶす。

2 フライパンにオリーブ油を中火で熱し、たらをソテーしてれんこんを加え、さらに炒める。

3 ❷にA、塩、こしょうを加えてふたをし、5分煮込む。ふたを外してミックスビーンズを加え、さらに5分煮込む。

オススメ副菜

- めかじきのパン粉焼き (P.68)
- えのきと絹さやのアンチョビ炒め (P.75)

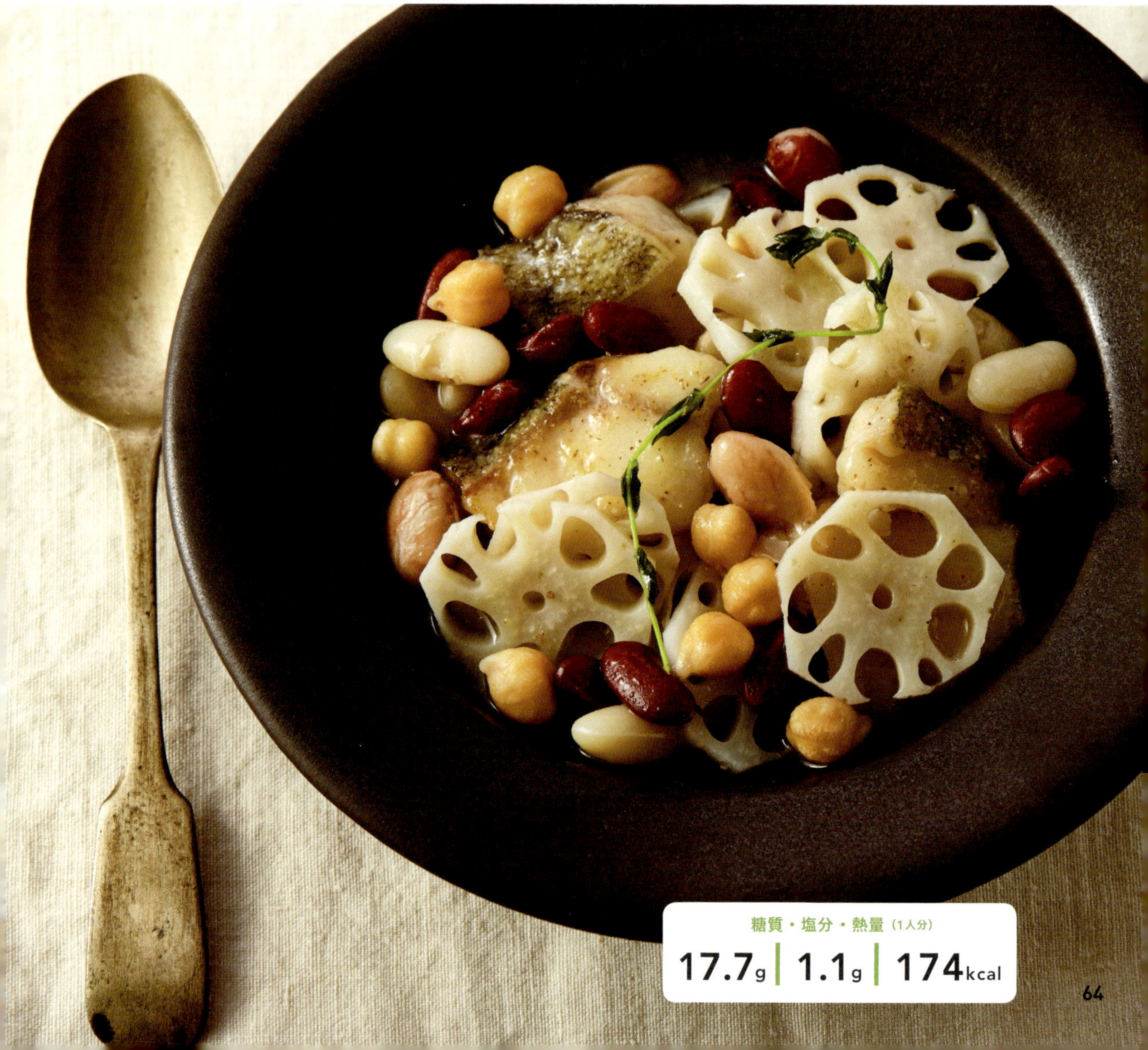

糖質・塩分・熱量 (1人分)

17.7g | 1.1g | 174kcal

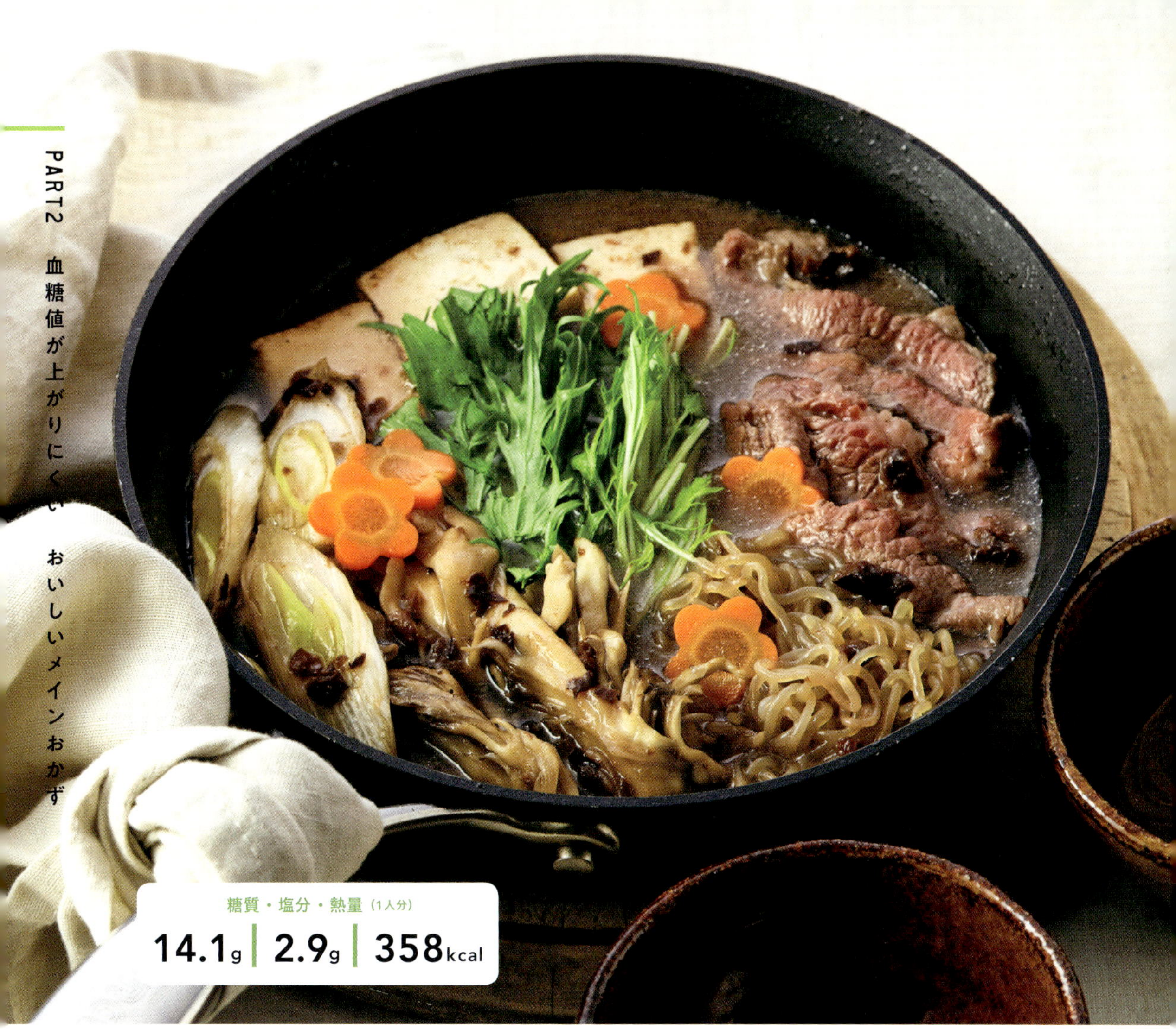

糖質・塩分・熱量（1人分）

14.1g | 2.9g | 358kcal

野菜おかず

食物繊維 鉄分 フラボノイド ビタミンB群 ビタミンC&E BCAA

低 GI 野菜＆しらたきをたっぷり。好みで白菜を加えても OK！

野菜たっぷりすき焼き

【材料・2人分】

ねぎ…1/2本
まいたけ…80g
にんじん（正味）…10g
水菜…30g
焼き豆腐…1/2丁
しらたき…80g
牛脂…少々
牛カルビ肉…80g

A
みりん、しょうゆ…各大さじ2
水…100mℓ
昆布…5cm角
プルーン（みじん切り）…2個

【作り方】

1 ねぎは1cm幅の斜め切り、まいたけは大きめにほぐす。にんじんは型で抜いて3mm幅の薄切りにし、塩ゆで（分量外）する。水菜は5cm長さに切る。焼き豆腐は3cm角1cm厚さに切る。しらたきは湯通しして10cm長さに切る。

2 フライパンに牛脂を熱して牛肉の1/4量を入れてこんがりと焼き、Aを入れる。

3 沸騰したらねぎ、舞たけ、焼き豆腐、しらたきを入れる。にんじん、残りの牛肉、水菜を入れて、さっと火を通す。

POINT

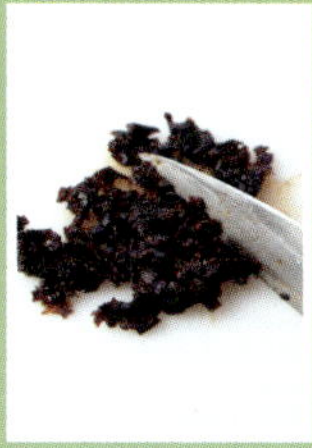

プルーンはドライフルーツの中でも甘みが強く、鉄分も豊富。あらみじん切りにして割り下に加え、砂糖の代わりに甘みとコクをプラス。

オススメ副菜

豆腐入り茶わん蒸し（P.80）

さわらと小松菜の赤出し（P.83）

COLUMN
2

日本酒とビールは危険？糖尿病を悪化させるお酒

お酒で摂取したアルコールは胃で約30%、残りは小腸から吸収され、血管によって体全体に運ばれ、肝臓を通過する際に90%が代謝（分解）されます。アルコールの主成分はエタノールであり水溶性の小さな有機溶媒なので身体中の生体膜を簡単に通過して体内の水分に溶け込みます。

エタノールは主に肝臓で分解されるので大量に飲むと肝細胞は優先的にアルコールの分解をするために肝細胞内の他の代謝を障害することになります。アルコールは栄養学的には1グラム当たり7.1キロカロリーのエネルギーを有しているので、飲むと優先的にエネルギーとして使われ、そのため同時に食べた食料が炭水化物の場合にはすべて中性脂肪として体内に蓄積されます。これが脂肪肝を生じる原因になります。

エタノールは肝臓を通過する際にアルコール脱水素酵素で分解されてアセトアルデヒドになり、次にアルデヒド脱水素酵素によってより毒性の低い酢酸へと分解されます。アセトアルデヒドは毒性が強く急性アルコール中毒を引き起こすだけでなく神経毒としても働くため、大量に飲んだ翌日は大脳の働きが落ちます。「日本人はお酒に弱い」と言われますが、その原因はアルデヒド脱水素酵素がないためにアセトアルデヒドが体内に蓄積するせいです。日本人の50%以上がアルデヒド脱水素酵素が少ないと言われています。

また、アルコールを飲みすぎて酩酊すると、大脳の自己抑制の解除が起きて過食になりやすく、これが慢性的に続くとメタボの原因となって糖尿病につながります。では、糖尿病に悪いお酒とはどのようなものでしょうか。それは、成分に多量の糖分が含まれているアルコール飲料です。すなわち、日本酒とビール。逆にウイスキーや焼酎は蒸留酒であり、揮発性のアルコール成分のみを抽出しているので糖質濃度は0に近いのですが、蒸留酒のアルコール度数は極めて高いので、飲む場合は水で薄めましょう。身体に良いお酒ということであれば、アルコール度数の低い醸造酒の良質の赤ワインをお勧めします。

ちなみに適量のアルコール摂取は、善玉コレステロールであるＨＤＬコレステロールを上昇させ、また脂肪細胞から分泌されるアディポネクチンの血中濃度を上昇させるので、メタボによるインスリン抵抗性の改善、抗動脈硬化作用も期待できます。

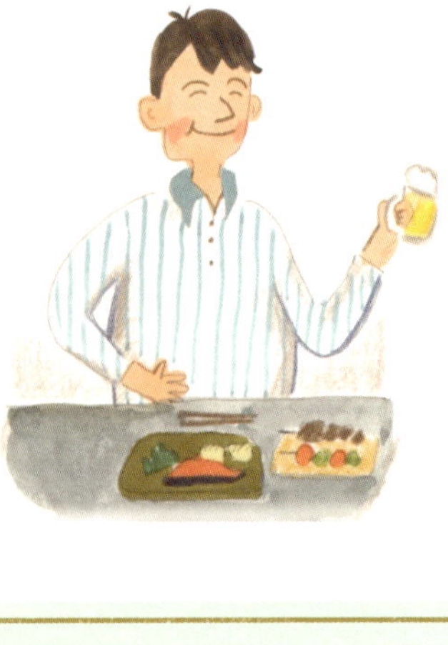

PART

3

血糖値が上がりにくい
おいしい
サブおかず&汁物

メインのおかずを作るのに必死になりすぎて、付け合わせまで手が回らないこと、よくあります。そんな時は、本章のサブおかず&汁物がオススメ。どれもGI値に気を配りながらも、おいしさ満点の品々ばかりなので、積極的に献立に取り入れてみて。

魚
おかず

食物繊維 ビタミンB群 ビタミンC&E BCAA

高たんぱくで低脂肪、さらにビタミン類も豊富なかじきをオーブン焼きに

めかじきのパン粉焼き

【材料・2人分】

めかじき…60g
塩、こしょう…各少々
キャベツ…40g
オリーブ油…大さじ1/2
全粒粉パン粉…5g※
パセリ(みじん切り)…小さじ1
レモン(くし形切り)…1切れ
※全粒粉パンを冷凍し、すりおろす

【作り方】

1 めかじきは1cm角の棒状に切り、塩、こしょうをまぶす。キャベツは5mm幅4cm長さに切る。

2 キャベツに塩、こしょう、半量のオリーブ油をからめ、30cm四方に切ったアルミホイルに広げる。

3 上にめかじきを並べて、残りのオリーブ油、パン粉、パセリを混ぜて散らす。

4 オーブントースターで魚に火が通るまで5分ほど焼く。器に盛り、レモンを添える。

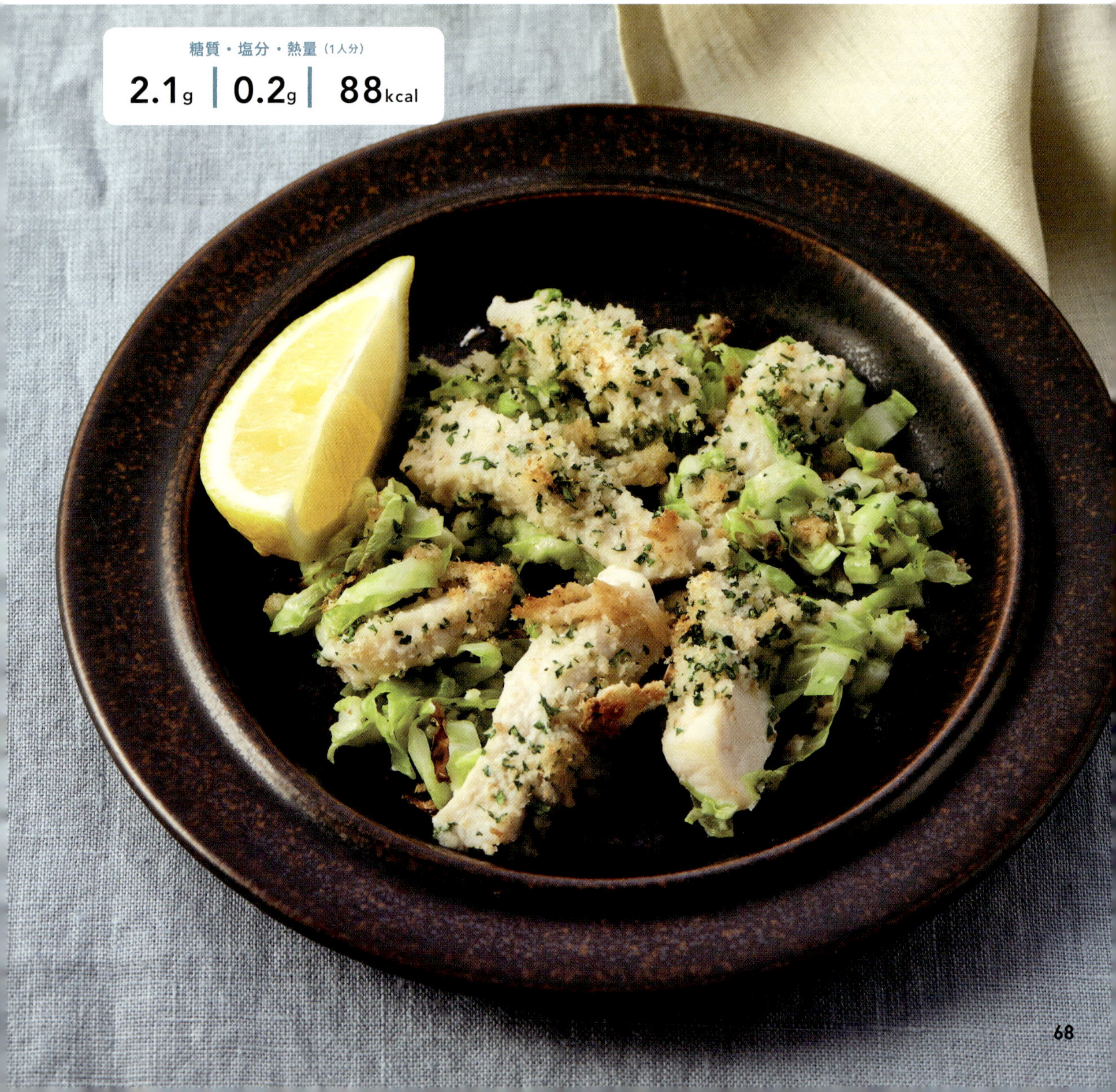

糖質・塩分・熱量(1人分)

2.1g | 0.2g | 88kcal

魚
おかず

食物繊維 | 鉄分 | フラボノイド | ビタミンB群 | ビタミンC&E | BCAA

鉄分豊富なぶりに、食物繊維とフラボノイドが豊富なれんこんを合わせて

ぶりとれんこんの煮物

【材料・2人分】

材料(2人分)
ぶり…60g
塩…小さじ1/2
れんこん…40g
しょうが…5g
だし…150ml
Ⓐ しょうゆ…大さじ1
Ⓐ みりん、焼酎…各小さじ2

【作り方】

1 ぶりは2cm角に切り、塩をして10分置き、さっと湯通しする。れんこんは5mm幅の半月切りにし、水に5分さらしてアクを抜く。しょうがはせん切りにする。

2 鍋にだし、れんこん、しょうがを入れて弱火で5分煮る。

3 Ⓐ、ぶりを加えて5分煮る。

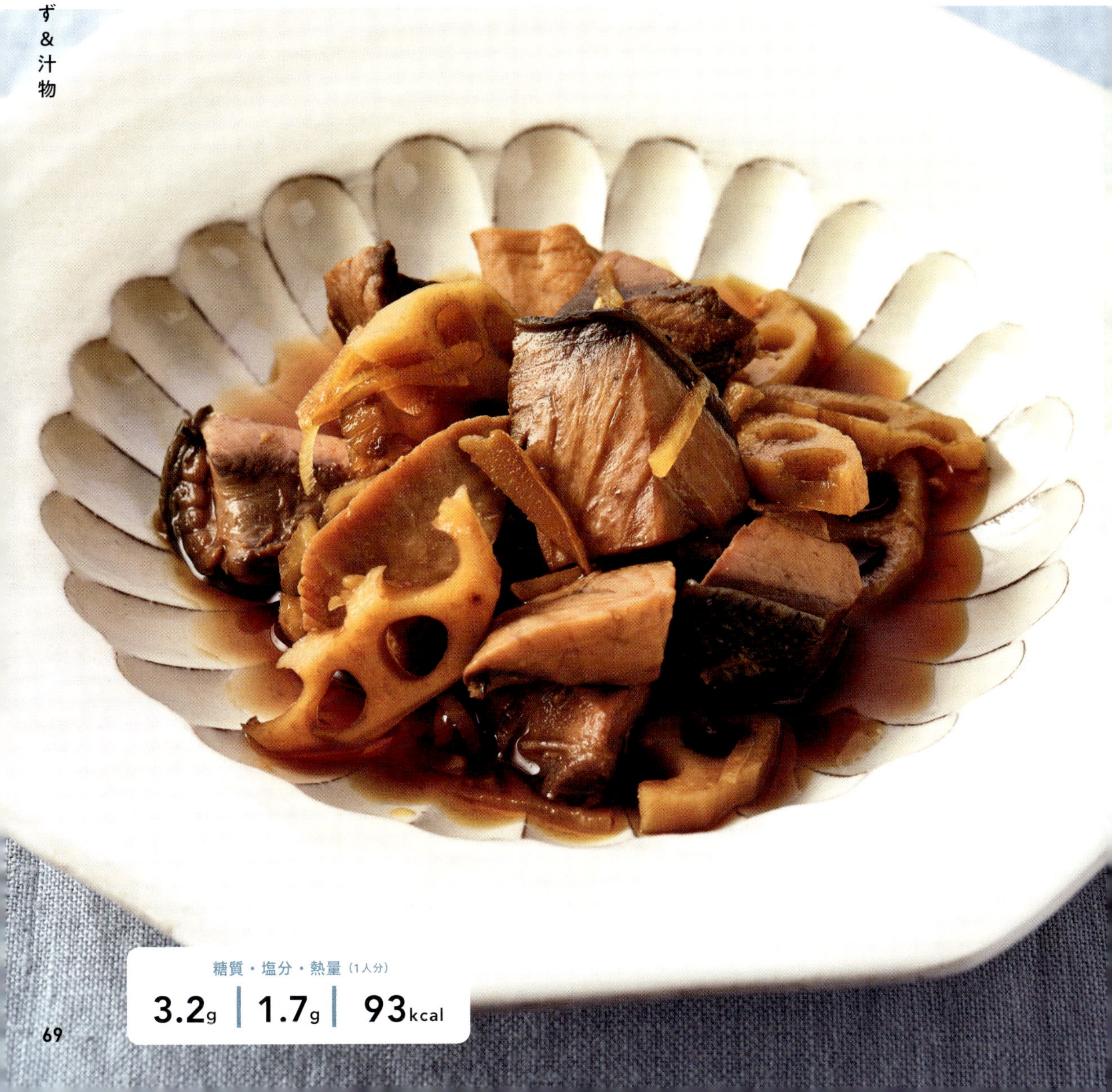

糖質・塩分・熱量（1人分）
3.2g | 1.7g | 93kcal

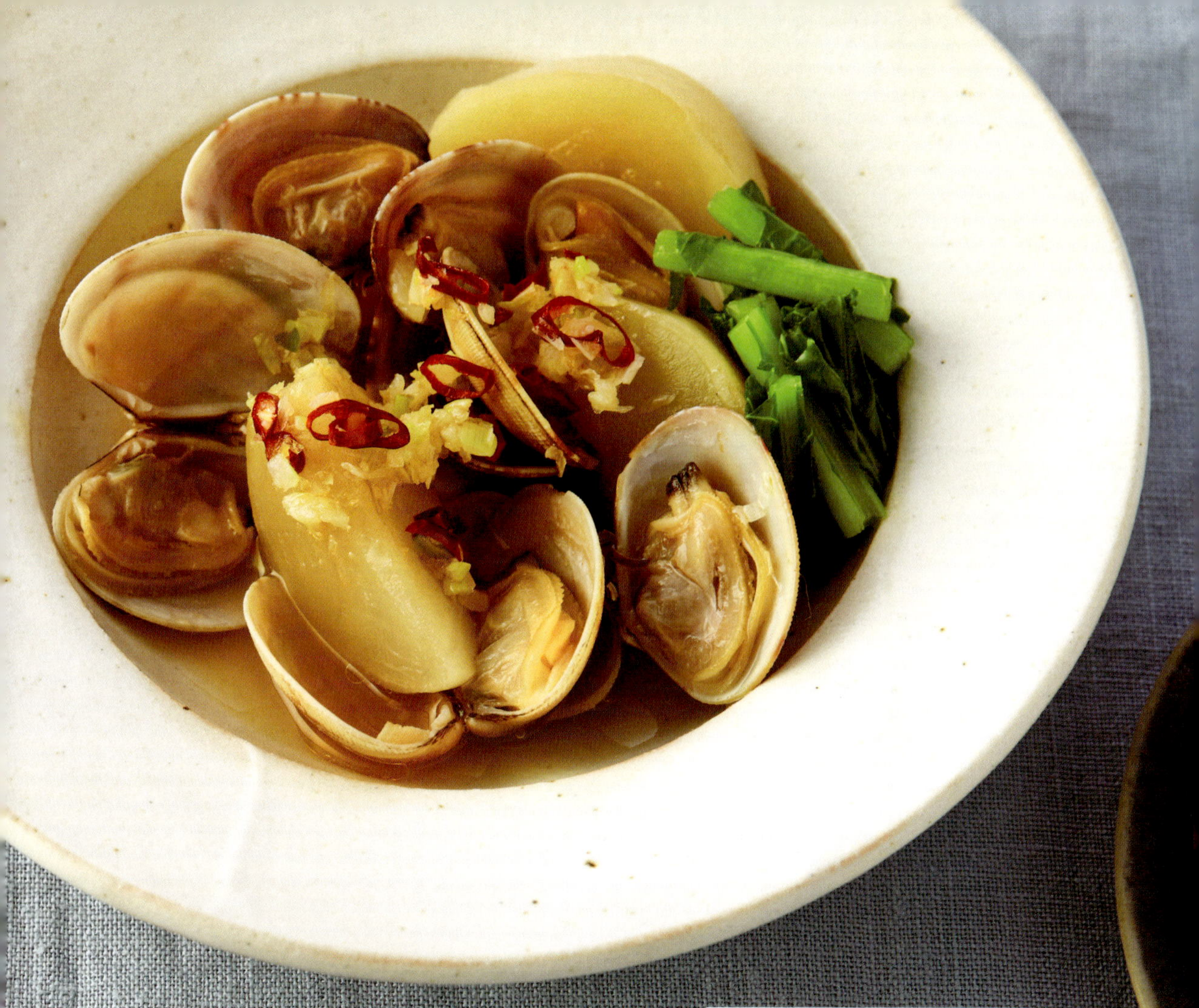

糖質・塩分・熱量（1人分）

3.7g | 0.7g | 79kcal

鉄分　ビタミンB群　ビタミンC&E

魚 おかず

豊富なミネラルが溶け出た煮汁も残さずいただきましょう

あさりとかぶのねぎ油がけ

【材料・2人分】

あさり…100g
かぶ…1個
Ⓐ
- 水…大さじ2
- 焼酎…大さじ1
- しょうゆ…小さじ1/2

Ⓑ
- ごま油…小さじ2
- ねぎ(あらみじん切り)…小さじ1
- にんにく(みじん切り)…1かけ分
- 唐辛子(輪切り)…少々

【作り方】

1 あさりは砂抜きをして殻同士をこすり洗いする。かぶは茎は3cm長さに切り、実は皮をむいてくし形に8等分に切る。

2 鍋に❶、Ⓐを入れてふたをし、中火で5分ほど火を通し、器に盛る。

3 別の鍋にⒷを中火で熱し、香りが出たら器に盛った❷にかける。

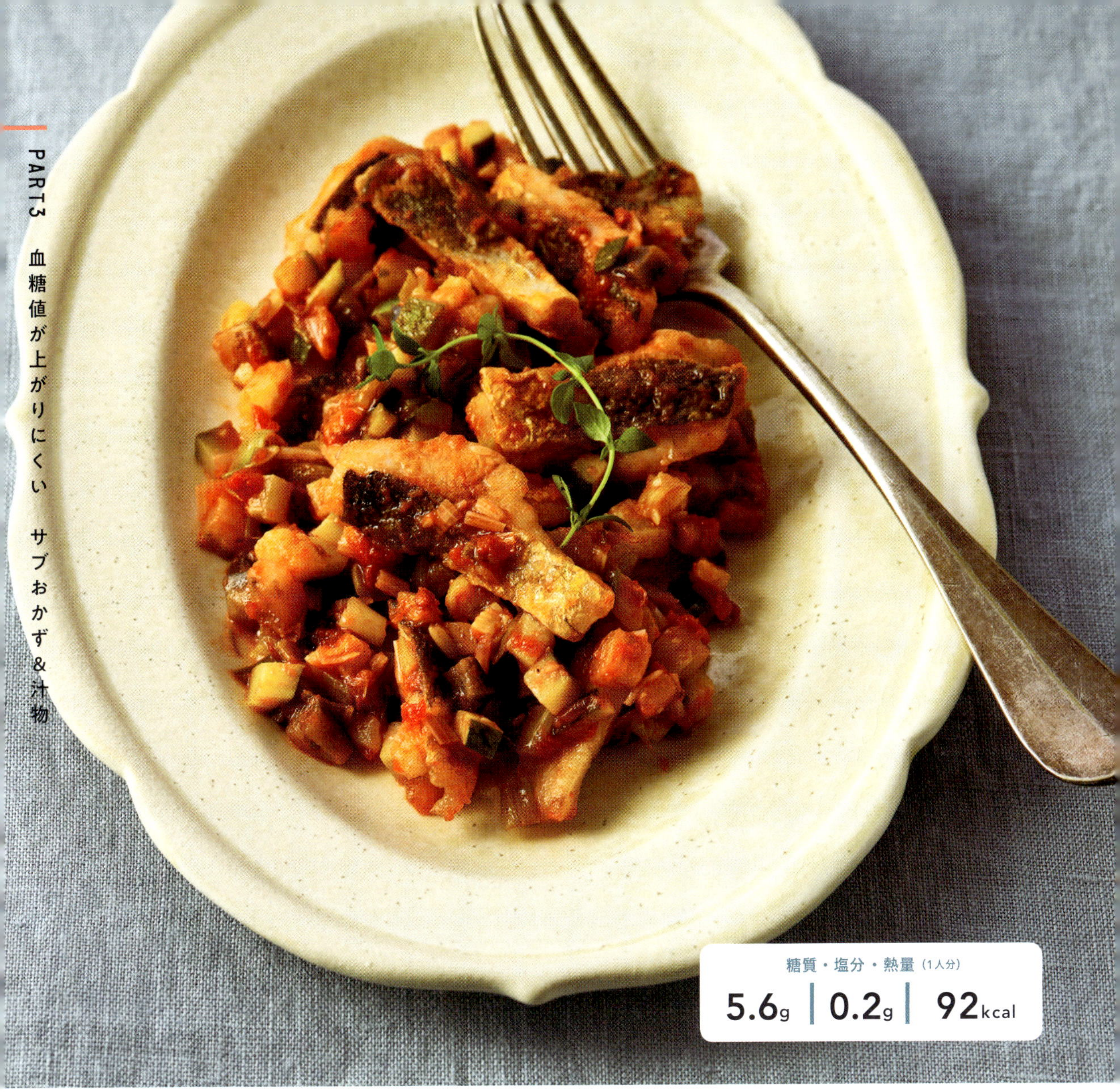

糖質・塩分・熱量（1人分）

5.6g | 0.2g | 92kcal

魚 おかず

食物繊維　ビタミンB群　ビタミンC&E　BCAA

野菜のビタミンが詰まったラタトゥイユを魚といっしょに！

あじのソテー・ラタトゥイユ添え

【材料・2人分】

あじ(三枚おろし)…60g
塩、こしょう…各少々
片栗粉…大さじ1/2
ズッキーニ…30g
ねぎ…30g
マッシュルーム…2個
トマトソース(市販品)…40g
オリーブ油…大さじ1/2
タイム…1枝

【作り方】

1 あじは1.5cm幅に切り、塩、こしょう、片栗粉をまぶす。

2 ズッキーニ、ねぎ、マッシュルームは8mm角に切る。

3 フライパンに半量のオリーブ油を熱し、あじをこんがり両面焼いて取り出す。

4 フライパンに残りのオリーブ油を熱し、❷、塩、こしょうを入れてじっくり炒め、トマトソースを加えてふたをし、4〜5分煮込む。

5 ❸を加えて全体を混ぜる。器に盛り、タイムを飾る。

野菜
おかず

食物繊維　鉄分　ビタミンB群　ビタミンC&E

手早く蒸し煮にして煮汁と一緒にいただきます

カリフラワーとしじみのオイスター風味

【材料・2人分】

カリフラワー…40g
芽キャベツ…2個
にんにく…1/2片
しじみ…40g
ごま油…小さじ1

A
- 水…大さじ2
- 焼酎…大さじ1
- オイスターソース…小さじ1
- 塩、こしょう…各少々
- 唐辛子…1本

【作り方】

1 カリフラワーは小房に切り、芽キャベツは半分に割る。にんにくは薄切りにする。しじみは水で砂抜きをし、殻同士をこすり洗いする。

2 フライパンににんにくとごま油を弱火で熱し、香りが出たら芽キャベツ、カリフラワーを炒め、Aを加える。ふたをして5分ほど蒸し煮にする。

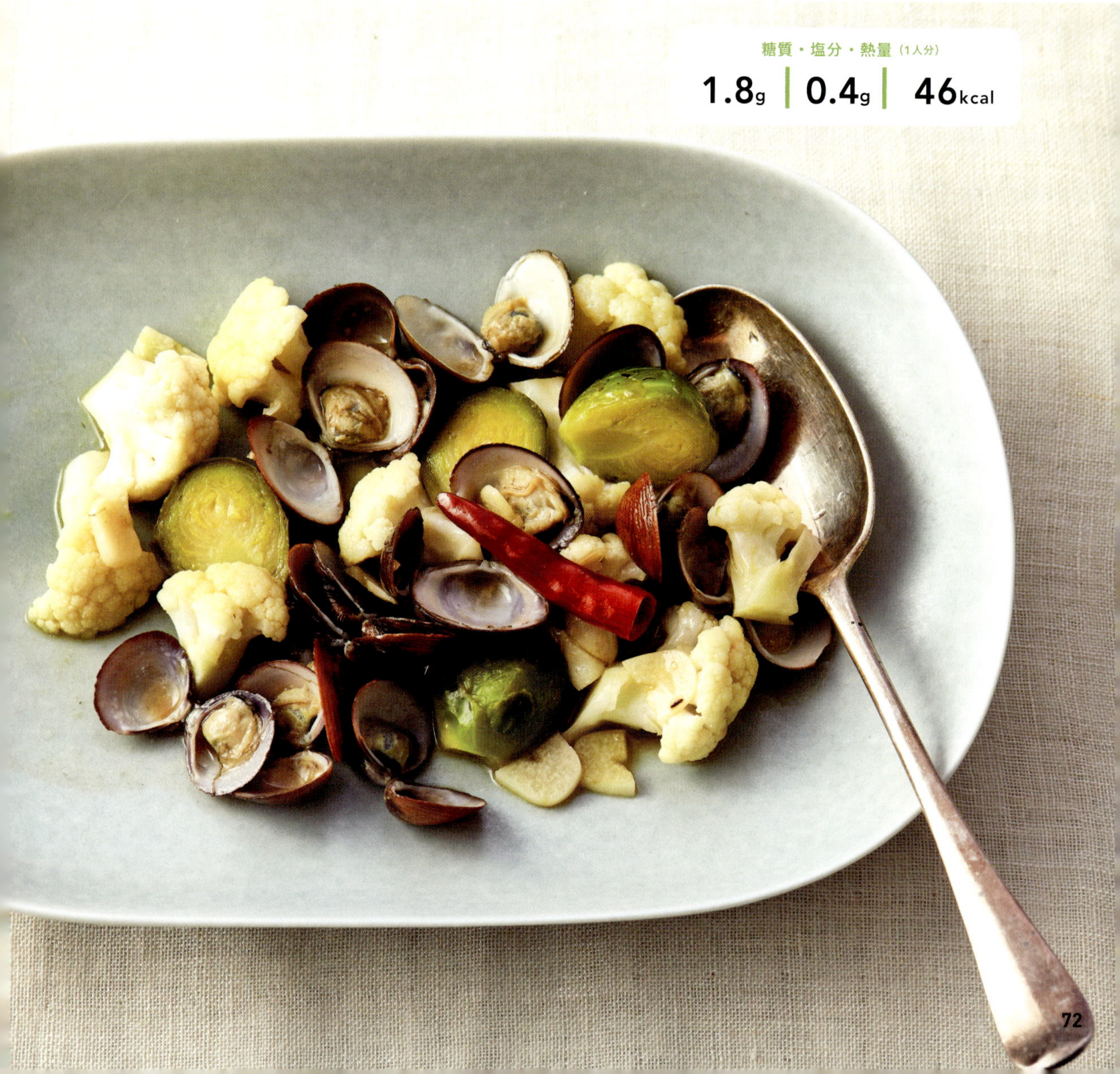

糖質・塩分・熱量（1人分）

1.8g | 0.4g | 46kcal

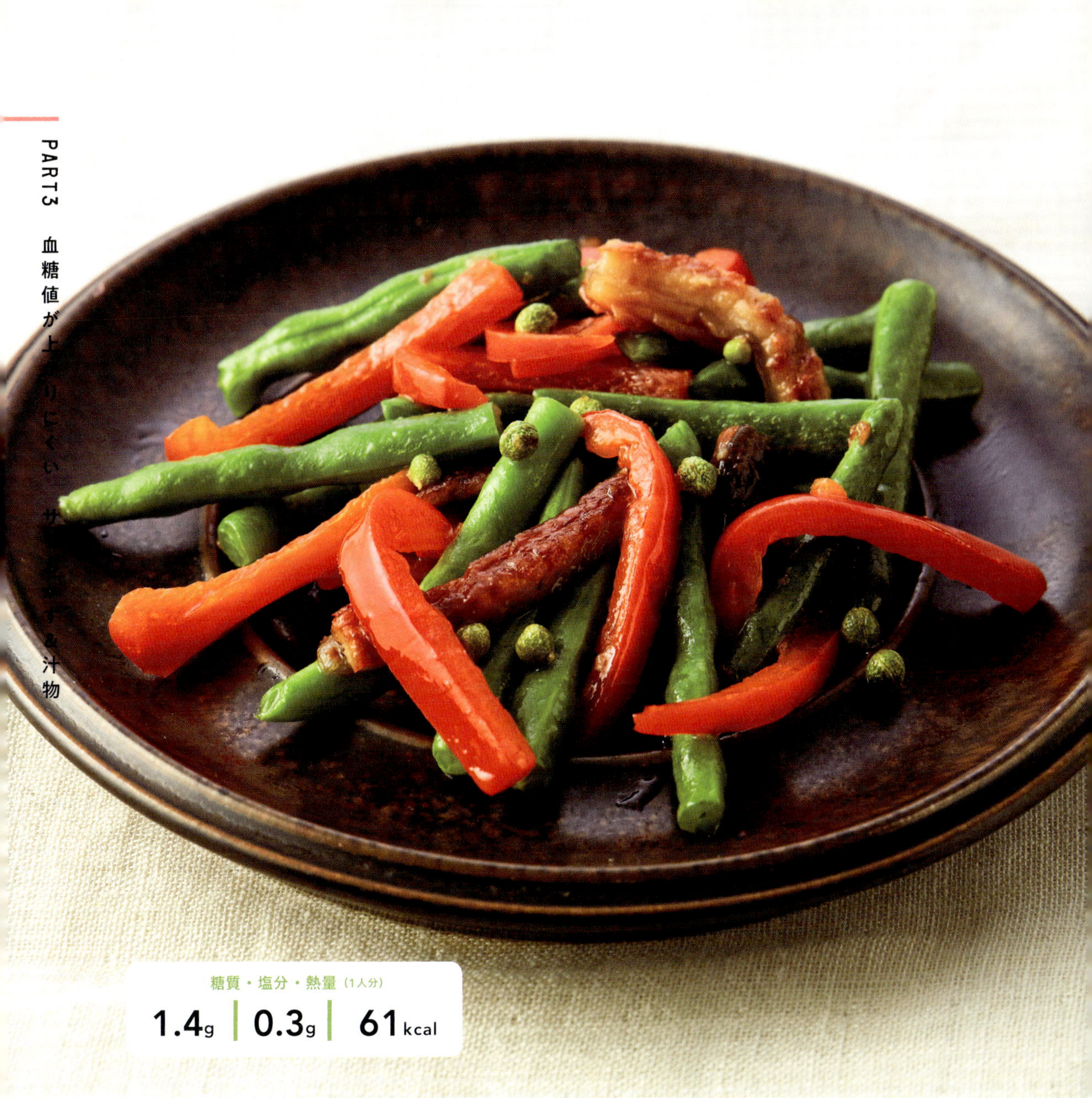

糖質・塩分・熱量（1人分）

1.4g | 0.3g | 61kcal

野菜おかず

食物繊維　鉄分　フラボノイド　ビタミンB群　ビタミンC&E

山椒の辛味がアクセントの緑黄色野菜炒め

いんげんとパプリカとうなぎの炒め物

【材料・2人分】

いんげん…40g
パプリカ(赤)…20g
うなぎのかば焼き…20g
ごま油…小さじ1
実山椒(水煮)…小さじ1/2
焼酎…小さじ1
塩…少々

【作り方】

1. いんげんは4cm長さに切って塩ゆでにする。パプリカ、うなぎのかば焼きは、4cm長さ5mm角の棒状に切る。
2. フライパンにごま油を中火で熱し、実山椒、パプリカ、いんげん、うなぎを炒め、焼酎、塩を加えて炒め合わせる。

野菜
おかず

食物繊維 鉄分 ビタミンB群 BCAA

切り干し大根は保存が利いて、
ビタミン&ミネラル豊富な優秀食材

豚肉入り 切り干し大根の煮物

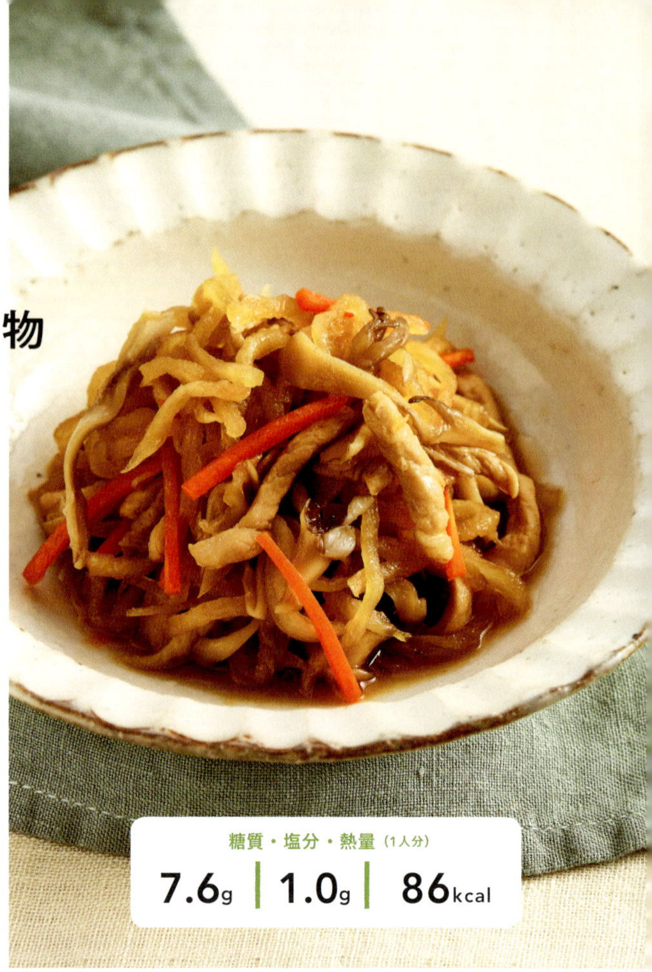

【材料・2人分】

切り干し大根…10g
豚肩薄切り肉…30g
にんじん…5g
まいたけ…15g
ごま油…小さじ1
Ⓐ だし汁…200mℓ
Ⓐ みりん…大さじ1
Ⓐ しょうゆ…小さじ2

【作り方】

1 切り干し大根は洗ってたっぷりの水につけ、30分ほど戻し、水分を絞る。

2 豚肉とにんじんは3cm長さの細切りにする。まいたけは手でほぐす。

3 鍋にごま油を中火で熱し、豚肉、にんじん、まいたけ、切り干し大根の順に加えて炒める。

4 Ⓐを加え、弱火で水分がほぼ無くなるまで10分ほど煮込む。

糖質・塩分・熱量（1人分）

7.6g | 1.0g | 86kcal

野菜
おかず

食物繊維 ビタミンB群 ビタミンC&E BCAA

貝割れ大根などのスプラウト類はビタミン群が豊富

レタスとマッシュルームと生ハムのサラダ

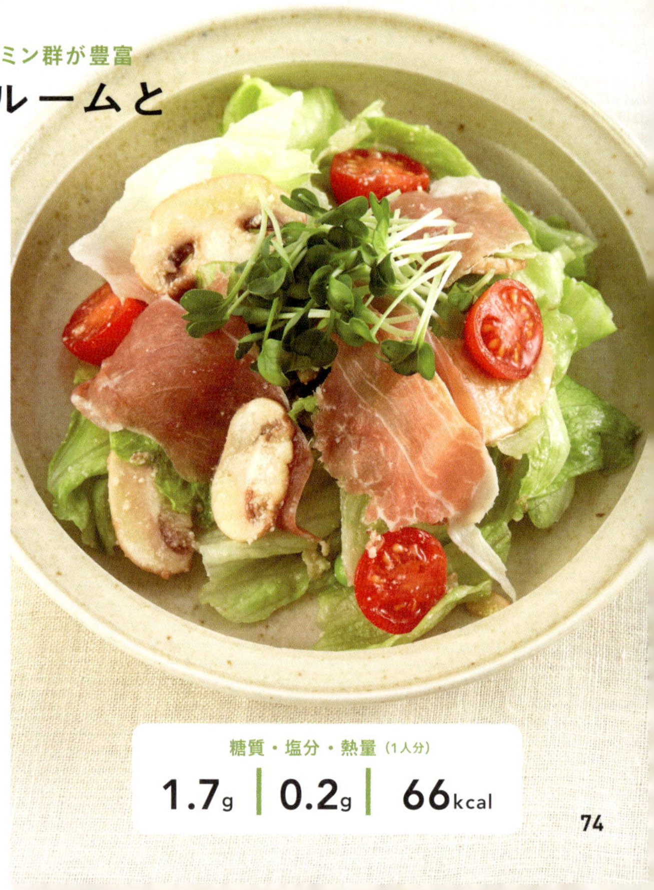

【材料・2人分】

マッシュルーム…2個
レタス…2枚
貝割れ大根…5g
生ハム…2枚
ミニトマト…2個
Ⓐ 塩、こしょう…各少々
Ⓐ パルメザンチーズ（すりおろし）…小さじ1
Ⓐ オリーブ油、レモン汁…各小さじ2

【作り方】

1 マッシュルームは薄切り、レタスはひと口大にちぎる。貝割れ大根は根元を切り落とし、生ハム、ミニトマトは半分に切る。

2 ボウルにⒶを合わせ、マッシュルームを和える。レタス、ミニトマトを加えてざっくり混ぜる。器に盛り、生ハム、貝割れ大根をのせる。

糖質・塩分・熱量（1人分）

1.7g | 0.2g | 66kcal

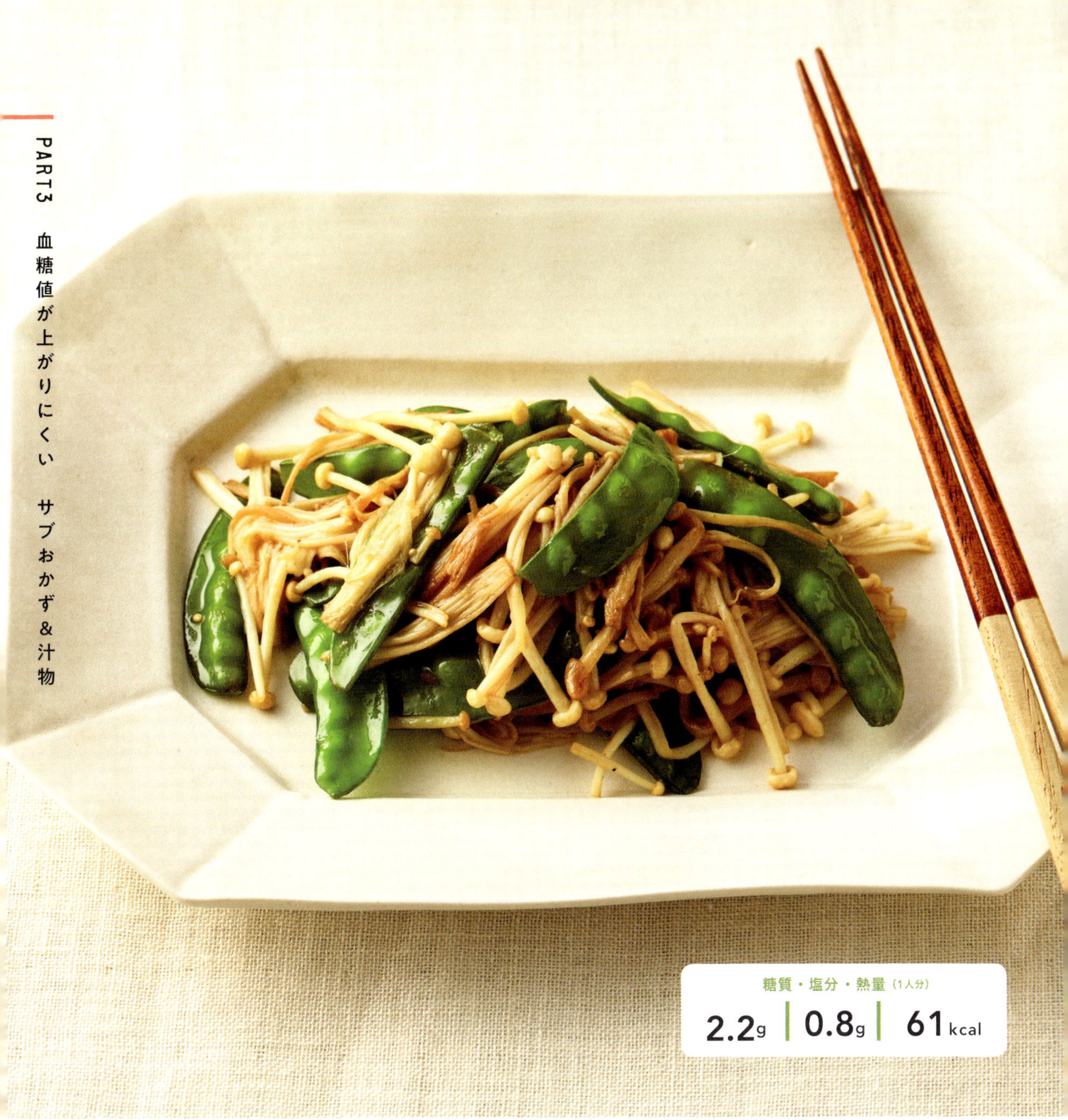

糖質・塩分・熱量（1人分）

2.2g | 0.8g | 61kcal

野菜おかず

食物繊維　ビタミンB群　ビタミンC&E

えのきは糖質の代謝に欠かせないビタミン B 群がたっぷり

えのきと絹さやのアンチョビ炒め

【材料・2人分】

えのきだけ…50g
絹さや…40g
アンチョビ（フィレ）…1枚
バター（上澄み）…10g
白ワイン…大さじ1
A しょうゆ、レモン汁…各小さじ1
　 こしょう…少々

【作り方】

1 えのきは根元を切り落とし、半分の長さに切ってほぐす。絹さやは筋を取って塩ゆで（分量外）する。アンチョビはみじん切りにする。

2 フライパンにバターとアンチョビを中火で熱し、えのきを加えて炒める。白ワインを加えてアルコール分を飛ばし、絹さやを入れて炒める。Aを加えて大きく混ぜる。

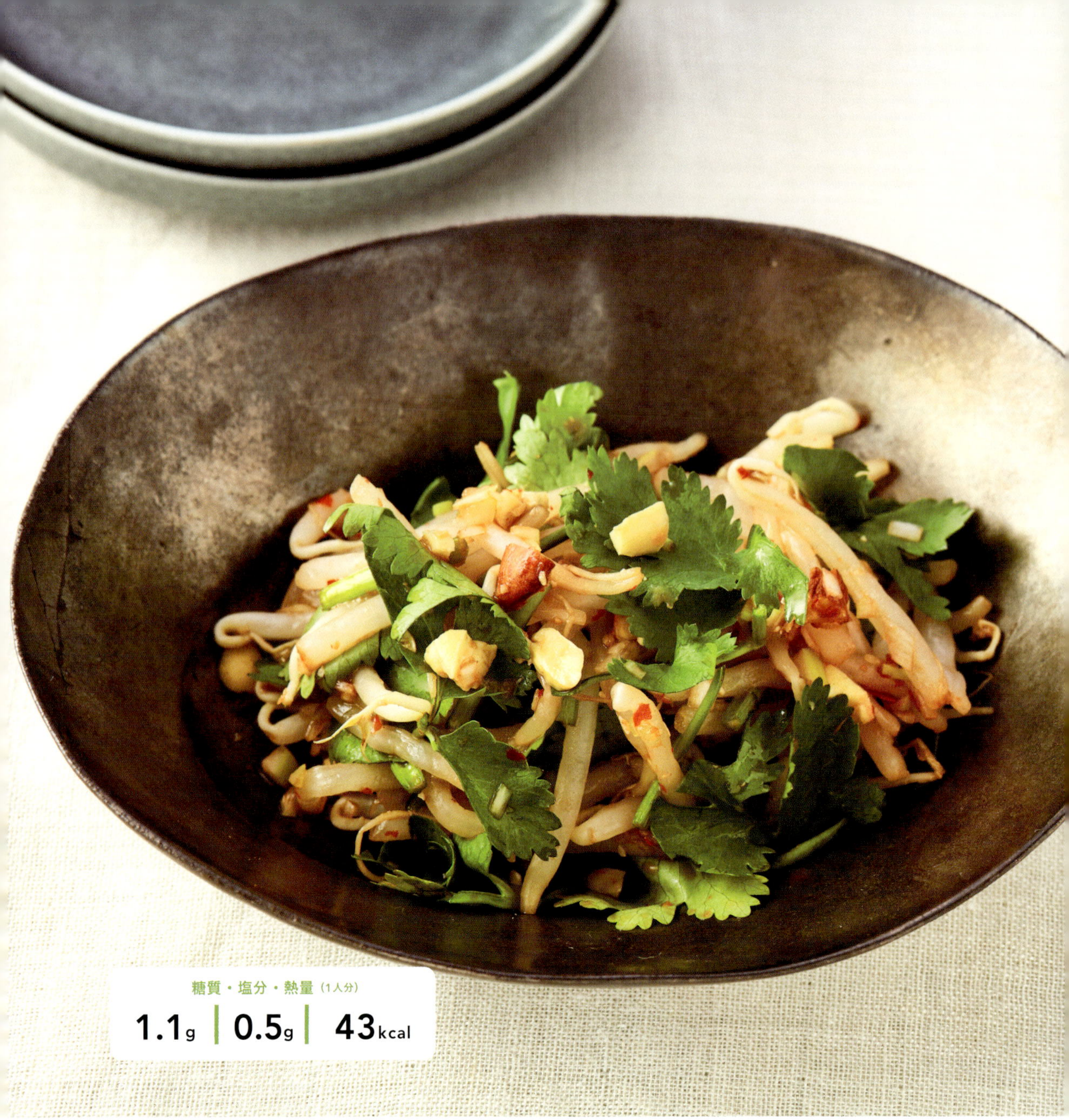

糖質・塩分・熱量（1人分）

1.1g | 0.5g | 43kcal

野菜
おかず

ビタミンB群　ビタミンC&E　マンガン

パクチーは栄養たっぷりの緑黄色野菜なので、積極的に食べましょう

もやしとパクチーのピリ辛和え

【材料・2人分】

もやし…50g
パクチー…1茎
おつまみ用ミックスナッツ…5g
A
- ねぎ（あらみじん切り）…大さじ1
- 酢、ピーナツオイル…各小さじ1
- 豆板醤…小さじ1/3
- しょうゆ…小さじ2/3

【作り方】

1 もやしは熱湯で1分ほど塩ゆで（分量外）してざるに広げ、水分を飛ばす。パクチーは根元を落として2cm長さに切る。ナッツはあらみじん切りにする。

2 ボウルでAを混ぜて、もやし、ねぎ、ナッツ、パクチーを加えて和える

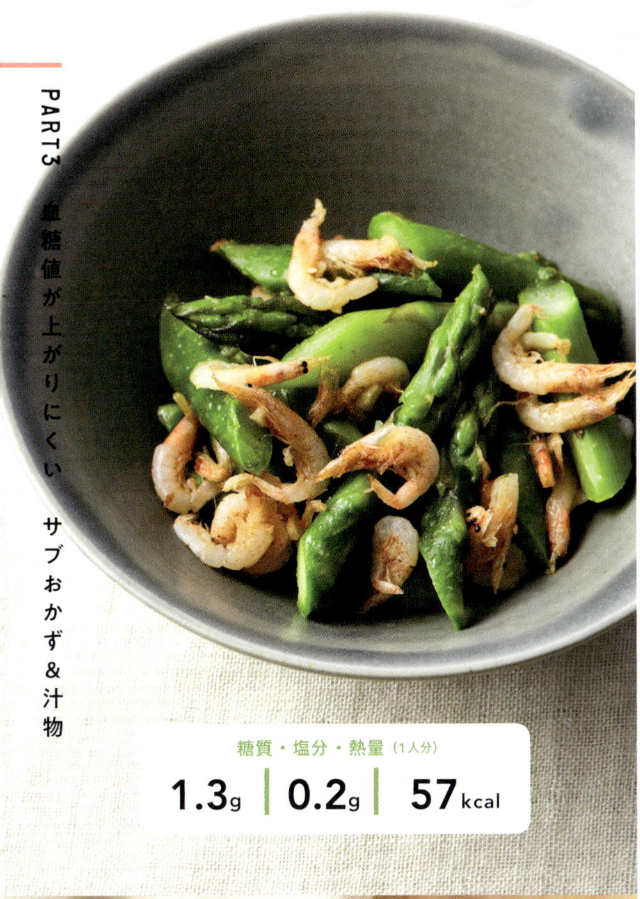

糖質・塩分・熱量（1人分）

1.3g | 0.2g | 57kcal

野菜おかず

食物繊維　フラボノイド　ビタミンB群　ビタミンC&E

アスパラは穂先まで栄養が含まれているので、捨てないように注意！

アスパラガスと桜えびのガーリックソテー

【材料・2人分】

アスパラガス…60g
にんにく…1片
桜えび（釜揚げ）…20g
オリーブ油…小さじ2
塩、こしょう…各少々

【作り方】

1 アスパラガスは根元のかたい皮をむき、4㎝長さの斜め切りにし、塩ゆで（分量外）する。にんにくはみじん切りする。

2 フライパンにオリーブ油とにんにくを弱火で熱し、少し色づいたらアスパラガスと桜えびを加え、塩、こしょうで調味する。

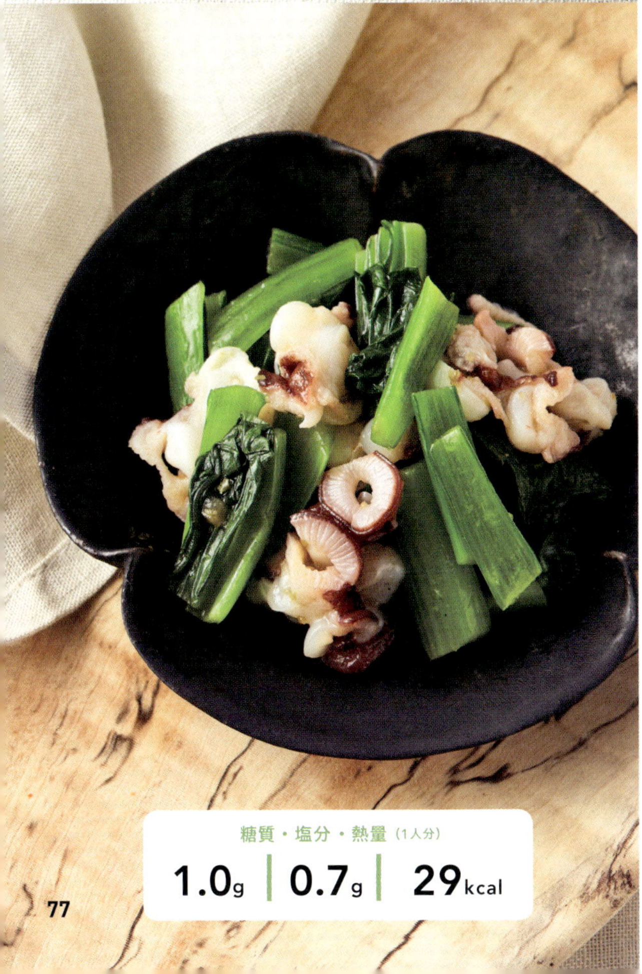

糖質・塩分・熱量（1人分）

1.0g | 0.7g | 29kcal

野菜おかず

食物繊維　鉄分　ビタミンB群　ビタミンC&E

小松菜には鉄やビタミンの他、骨を丈夫にするカルシウムが豊富

小松菜とたこのゆずこしょう和え

【材料・2人分】

小松菜…60g
たこ（刺し身用）…30g
ゆずこしょう、みりん、オリーブ油…各小さじ1/2
しょうゆ…小さじ1/3

【作り方】

1 小松菜は3㎝長さに切り、塩ゆで（分量外）して水分を絞る。たこは薄切りにしてさっと湯通しする。

2 ゆずこしょう、みりん、オリーブ油、しょうゆを混ぜ、❶を和える。

卵
大豆
おかず

フラボノイド　ビタミンB群　BCAA

豆腐は低 GI で
抗酸化作用の高い栄養が豊富

揚げ出し豆腐

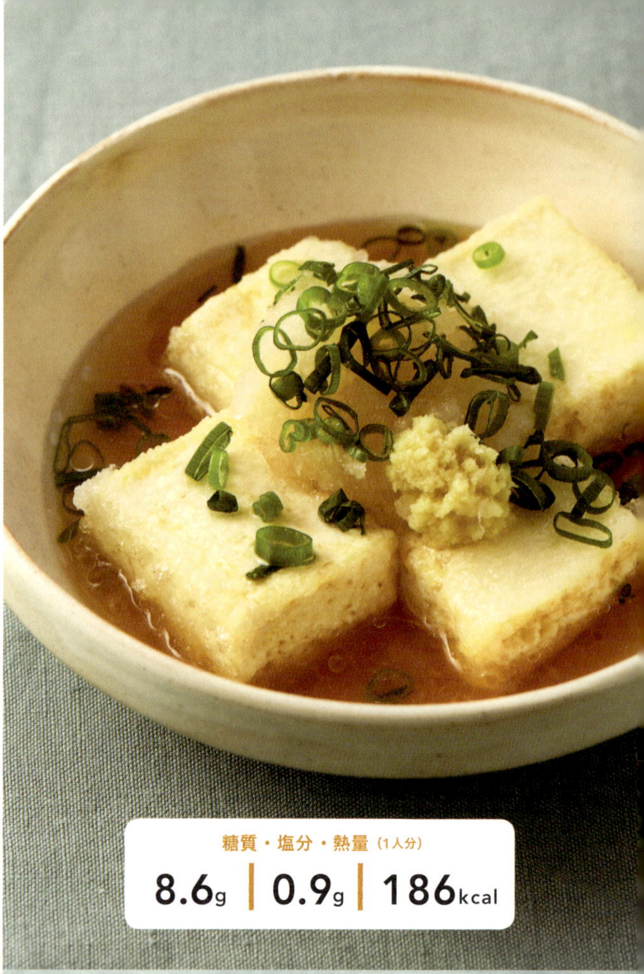

【材料・2人分】

木綿豆腐…1丁
片栗粉…大さじ1
だし…80mℓ
しょうゆ、みりん…各大さじ1/2
大根おろし…30g
しょうが(すりおろし) …小さじ1
細ねぎ(小口切り) …小さじ2
揚げ油…適量

【作り方】

1. 豆腐は4等分に切ってペーパータオルで水分をとり、片栗粉をまぶす。揚げ油を180℃に熱し、2～3分揚げて油をきる。
2. 鍋にだし、しょうゆ、みりんを入れて、温める。
3. 器に❶を盛って❷を周囲から注ぎ、大根おろし、しょうが、細ねぎをのせる。

糖質・塩分・熱量（1人分）
8.6g | 0.9g | 186kcal

卵
大豆
おかず

鉄分　ビタミンB群　ビタミンC&E
BCAA

卵で糖尿病を予防する鉄分、ビタミン E、BCAA を

卵とブロッコリーのエスニック炒め

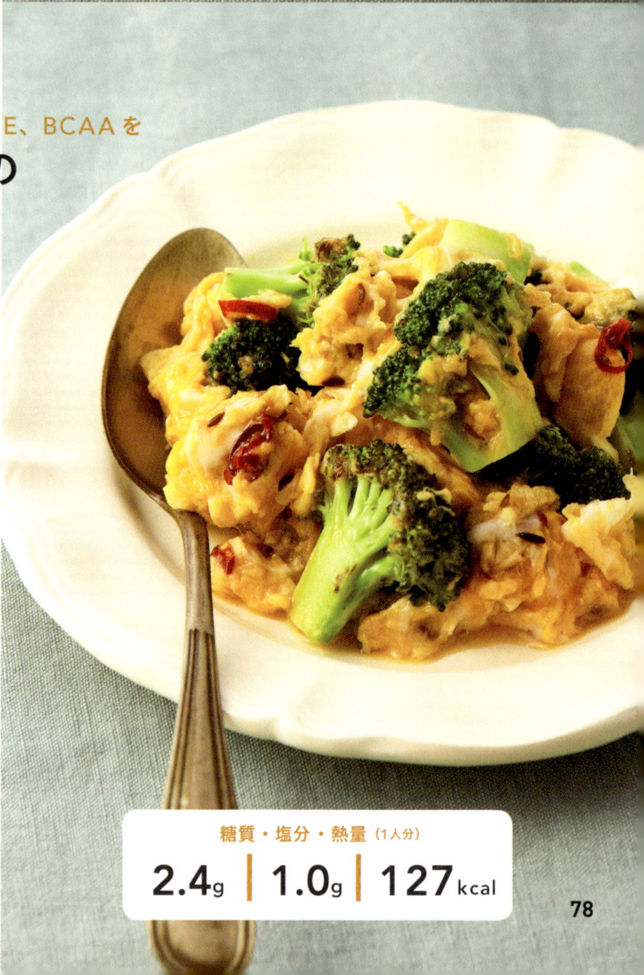

【材料・2人分】

溶き卵…2個分
ブロッコリー…100g
にんにく(みじん切り) …1/2片分
ピーナツオイル…小さじ1
唐辛子(輪切り) …少々
クミンシード…小さじ1/4
みりん、ナンプラー…各小さじ1

【作り方】

1. ブロッコリーは小房に分けて塩ゆで(分量外)する。
2. フライパンにピーナツオイルを中火で熱し、にんにく、唐辛子、クミンを炒める。
3. ブロッコリーを加えてさらに炒め、みりん、ナンプラー、溶き卵を加えて大きく混ぜる。卵が好みのかたさになるまで火を通す。

糖質・塩分・熱量（1人分）
2.4g | 1.0g | 127kcal

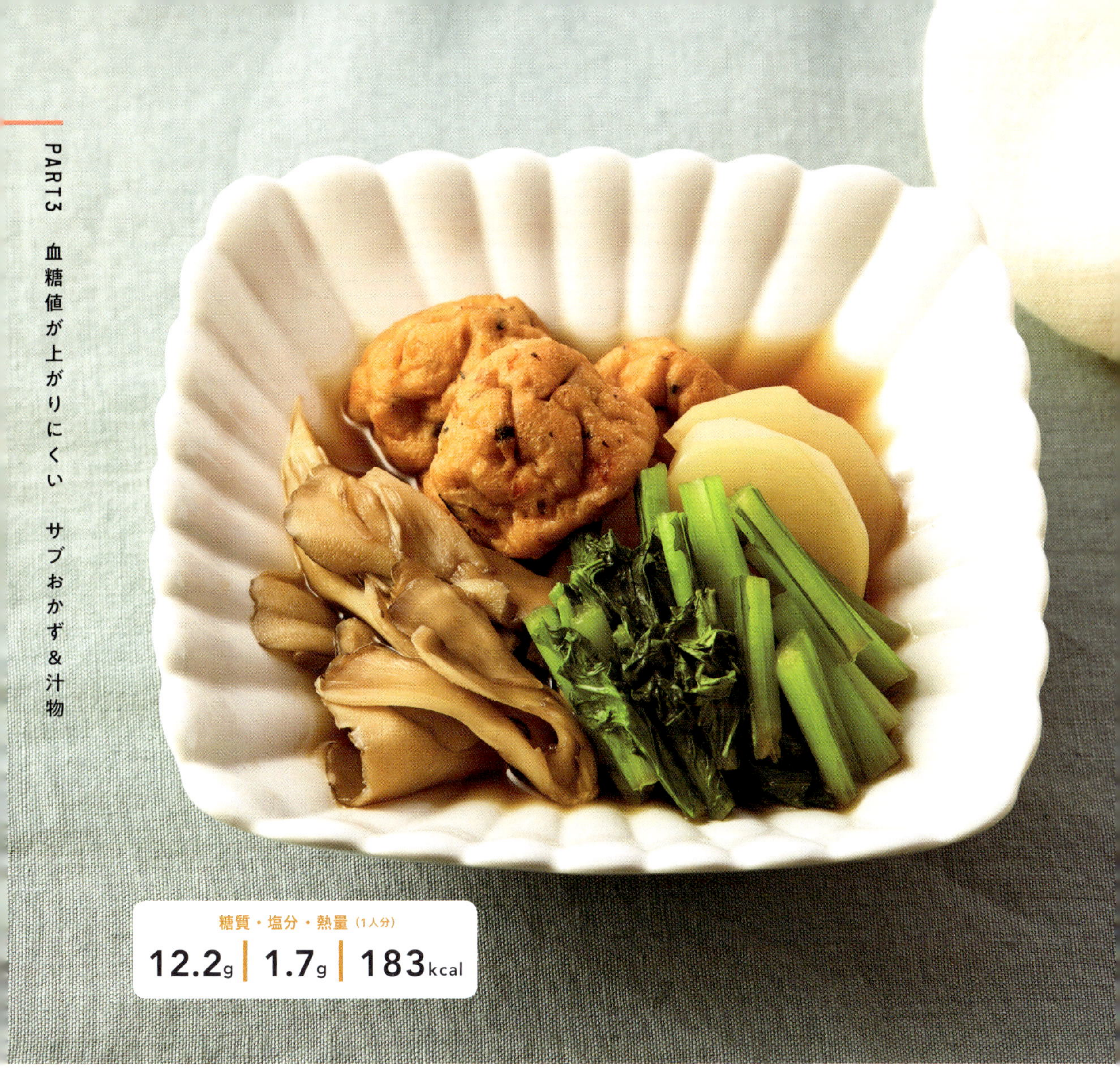

糖質・塩分・熱量（1人分）

12.2g | 1.7g | 183kcal

卵 大豆 おかず

食物繊維 / 鉄分 / フラボノイド / ビタミンB群 / ビタミンC&E / BCAA

かぶは葉も捨てずに食べるのが◎

がんもどきとかぶの含め煮

【材料・2人分】

がんもどき…4個
かぶ…小1個
まいたけ…40g
Ⓐ だし…200mℓ
Ⓐ みりん…大さじ2
しょうゆ…大さじ1

【作り方】

1 がんもどきは湯通しする。かぶは茎と葉を3㎝長さに切り、実は皮をむいて6等分に切る。まいたけは大きめにほぐす。

2 鍋にⒶを沸かし、がんもどき、かぶを加えて中火で10分ほど煮込む。まいたけ、かぶの茎と葉を加えて2分煮る。

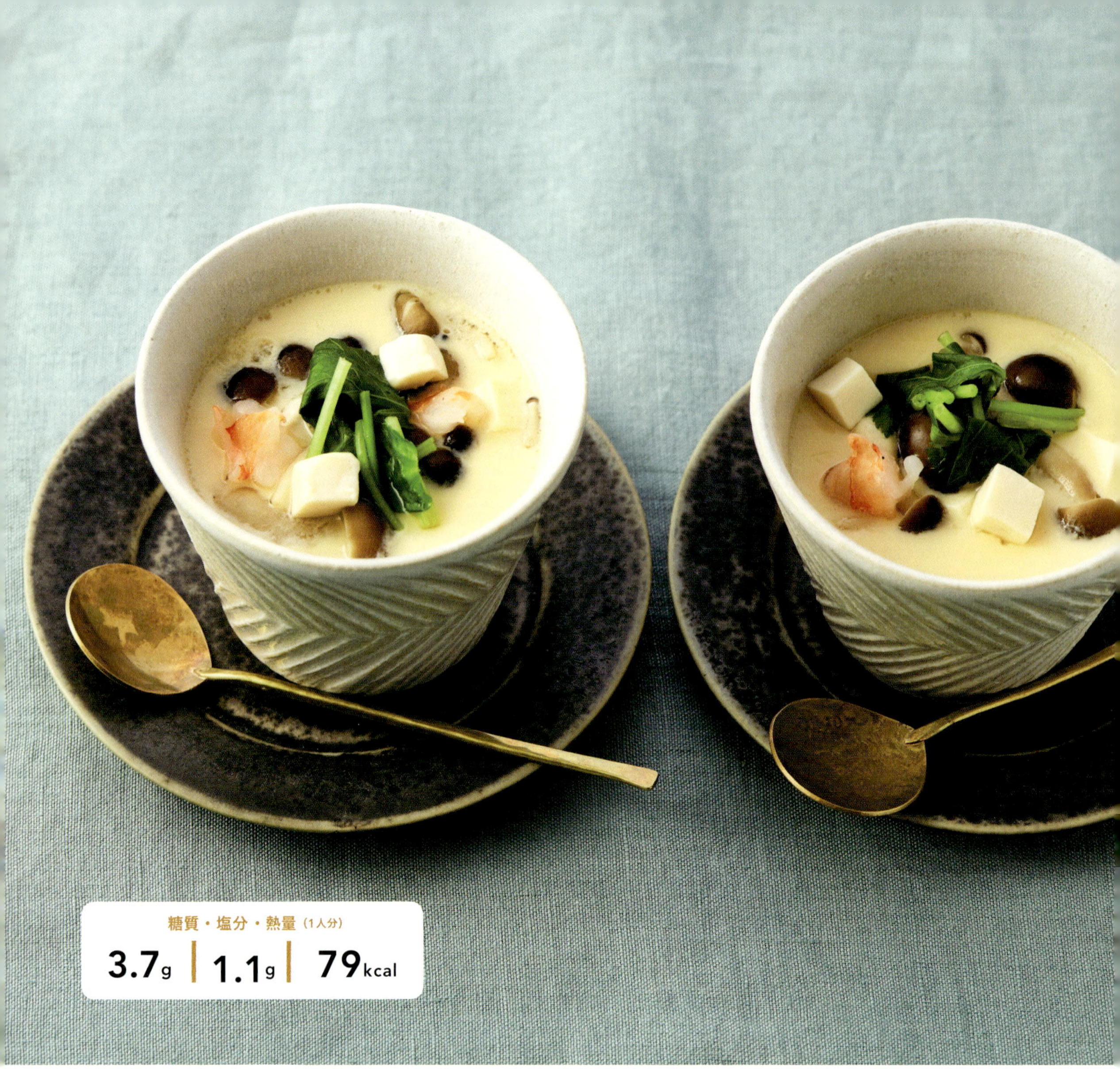

糖質・塩分・熱量（1人分）

3.7g | 1.1g | 79kcal

卵
大豆
おかず

鉄分　フラボノイド　ビタミンB群　ビタミンC&E　BCAA

さっぱり食べられる低GIの茶わん蒸し

豆腐入り茶わん蒸し

【材料・2人分】

絹ごし豆腐…30g
Ⓐ溶き卵…1個分
だし…150㎖
薄口しょうゆ…大さじ1/2
みりん…小さじ1
しめじ…20g
三つ葉…10g
鶏むね肉（皮なし）…20g
むきえび…20g
塩…少々
片栗粉…小さじ1

【作り方】

1 豆腐は1㎝角に切り、水分を拭き取る。しめじはほぐす。三つ葉は2㎝長さに切る。鶏肉は5㎜幅、えびは1㎝角に切り、ともに塩と片栗粉をまぶす。Ⓐは混ぜ合わせておく。

2 器に❶のえび、豆腐、三つ葉を飾り用に少し残して等分に入れる。Ⓐを注いで蒸し器に並べ、キッチンペーパーをかぶせる。

3 ふたをして強火にかけ、湯気が立ったら弱火で15分蒸し、表面がかたまってきたら残しておいたえびと豆腐と三つ葉をのせ、さらに5分蒸す。

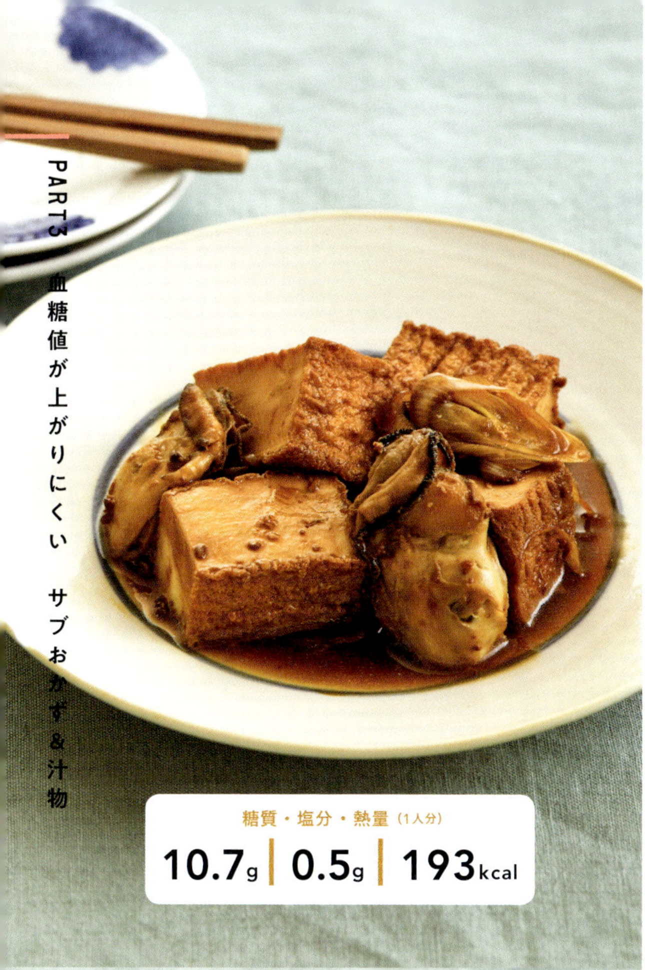

糖質・塩分・熱量（1人分）

10.7g | 0.5g | 193kcal

卵 大豆 おかず

食物繊維 鉄分 フラボノイド ビタミンB群 ビタミンC&E BCAA

鉄を豊富に含むかきを、厚揚げと一緒に

厚揚げとかきのみそ煮

【材料・2人分】

厚揚げ…1丁
かき…4個
ねぎ…1/2本
ごま油…小さじ1/2
Ⓐだし…100mℓ
みりん…大さじ2
焼酎…小さじ1
赤みそ…大さじ1

【作り方】

1 厚揚げは8等分に切りさっと湯通しする。ねぎは2mm幅の斜め切りにする。

2 鍋にごま油を熱し、ねぎを炒めてⒶを加える。沸騰したらみそを溶き入れ、厚揚げ、かきを入れて中火で2分ほど煮る。

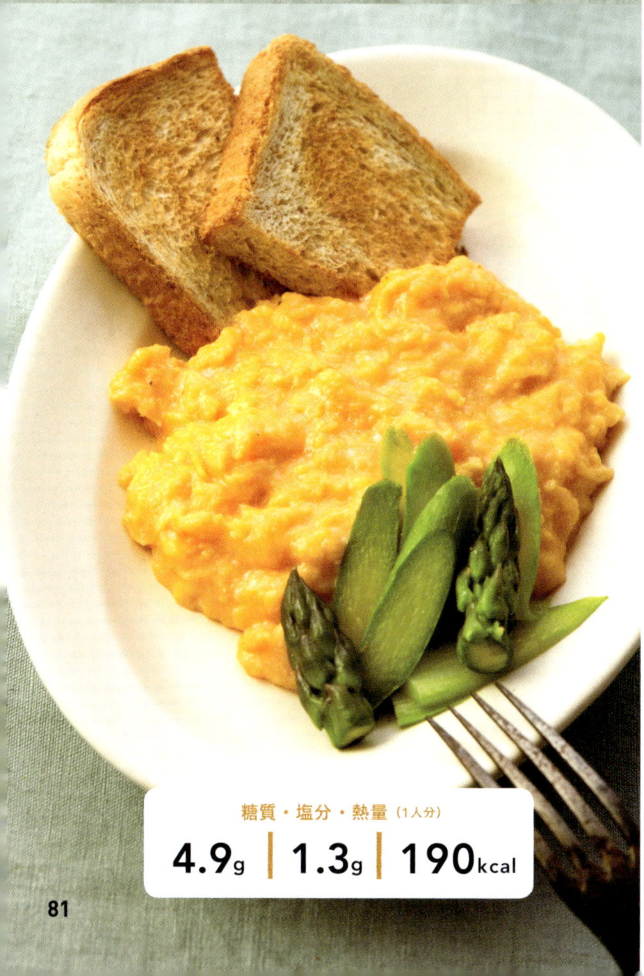

糖質・塩分・熱量（1人分）

4.9g | 1.3g | 190kcal

卵 大豆 おかず

鉄分 ビタミンB群 ビタミンC&E BCAA

たらこには筋肉を維持するために欠かせないビタミンやミネラルが豊富

たらこ入りスクランブルドエッグ トースト添え

【材料・2人分】

溶き卵…3個分
たらこ…20g
アスパラガス…2本
全粒粉パン（8枚切り）…1/2枚
こしょう…少々
バター（上澄み）…大さじ1/2

【作り方】

1 アスパラガスは根元の皮を薄くむき、4cm長さの斜め切りにして塩ゆで（分量外）する。パンは半分に切り、オーブントースターでこんがりと焼く。

2 たらこは薄皮を外し、こしょうとともに溶き卵に加える。

3 フライパンにバターを中火で熱し、❷を加えてよく混ぜる。好みのかたさに火が通ったら器に盛り、❶を添える。

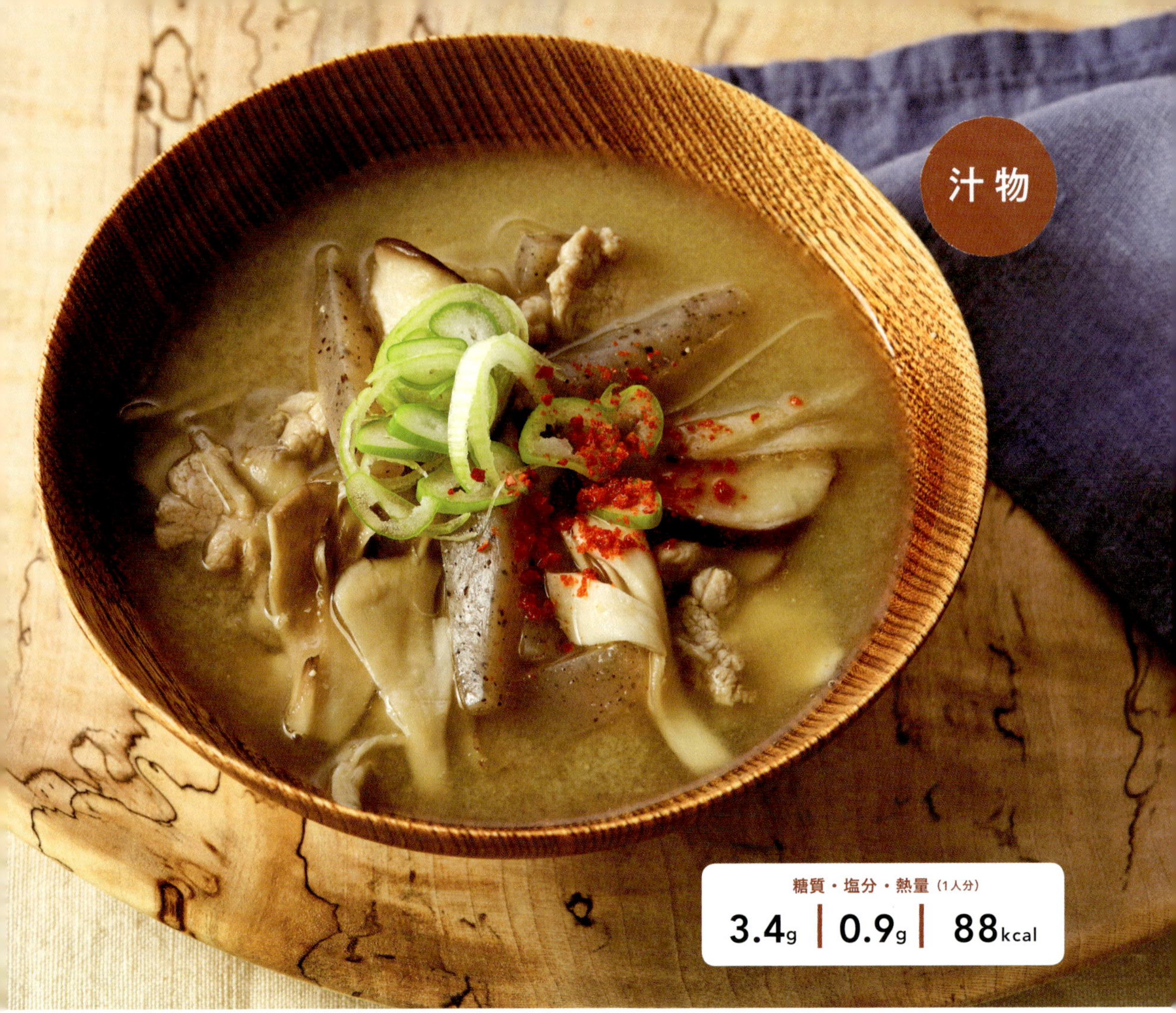

汁物

糖質・塩分・熱量（1人分）

3.4g | 0.9g | 88kcal

食物繊維　鉄分　フラボノイド　ビタミンB群　ビタミンC&E　BCAA

食物繊維たっぷりなきのこ&ごぼう&こんにゃくの具沢山汁物

きのこ入り豚汁

【材料・2人分】

豚肩ロース薄切り肉…30g
ごぼう…30g
こんにゃく…30g
まいたけ…20g
しいたけ…1枚
ごま油…小さじ1
だし…300mℓ
みそ…小さじ2
ねぎ(小口切り)…少々
一味唐辛子…少々

【作り方】

1 豚肉は3cm長さの短冊、ごぼうはピーラーで笹がきにして水に5分さらしてざるに上げる。こんにゃくは短冊に切りにして湯通しする。まいたけは手でほぐし、しいたけは3mm幅に切る。

2 鍋にごま油を中火で熱し、豚肉、ごぼう、きのこ、こんにゃくの順で炒め、だしを加えて10分煮て、みそを溶く。椀によそい、ねぎと一味唐辛子を散らす。

食物繊維 鉄分 フラボノイド ビタミンB群 ビタミンC&E BCAA

赤みそに含まれるメラノイジンには
血糖値の上昇を抑える働きがあり

さわらと小松菜の赤出し

【材料・2人分】

さわら…80g
塩…少々
片栗粉…小さじ1
小松菜…30g
だし…300㎖
赤みそ…小さじ2
みょうが(小口切り)…少々

【作り方】

1 さわらは4等分に切り、塩をふって10分したら水分を拭き取り、片栗粉をまぶす。小松菜は3cm長さに切る。

2 鍋にだしを中火で沸かす。さわらと小松菜を入れて2分ほど煮て、みそを溶く。椀によそい、みょうがを天盛りにする。

食物繊維 フラボノイド ビタミンB群 ビタミンC&E BCAA

昆布のヌルヌル成分が糖の吸収を穏やかに

豆腐ととろろ昆布のすまし汁

【材料・2人分】

豆腐…30g
豆苗…20g
A だし…300㎖
A 薄口しょうゆ…大さじ1/2
A みりん…小さじ1/2
とろろ昆布…5g

【作り方】

1 豆腐は1cm角、豆苗3cm長さに切る。

2 鍋にⒶを入れて中火で沸かし、❶を入れる。椀によそい、とろろ昆布を天盛りにする。

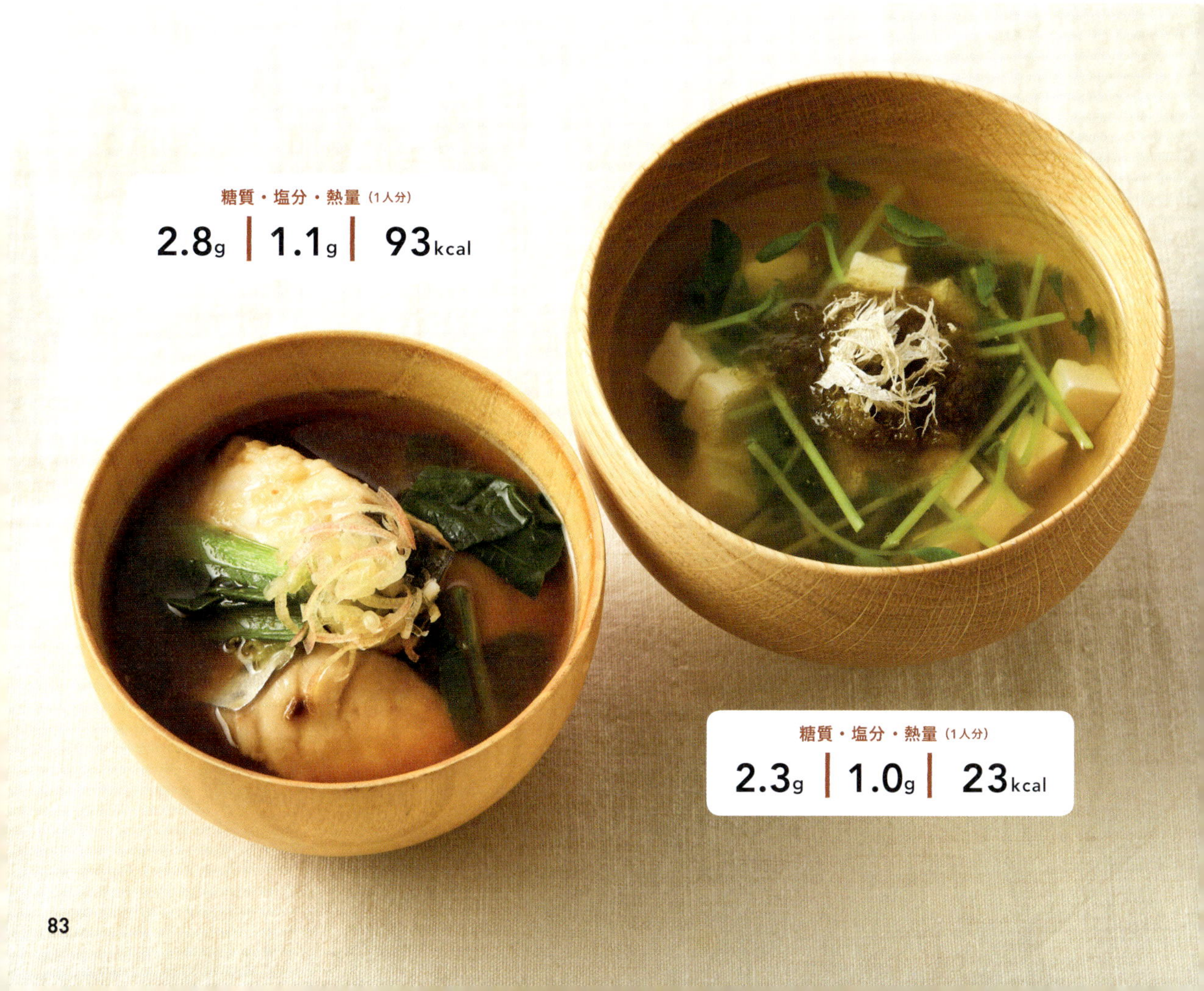

糖質・塩分・熱量（1人分）
2.8g | 1.1g | 93kcal

糖質・塩分・熱量（1人分）
2.3g | 1.0g | 23kcal

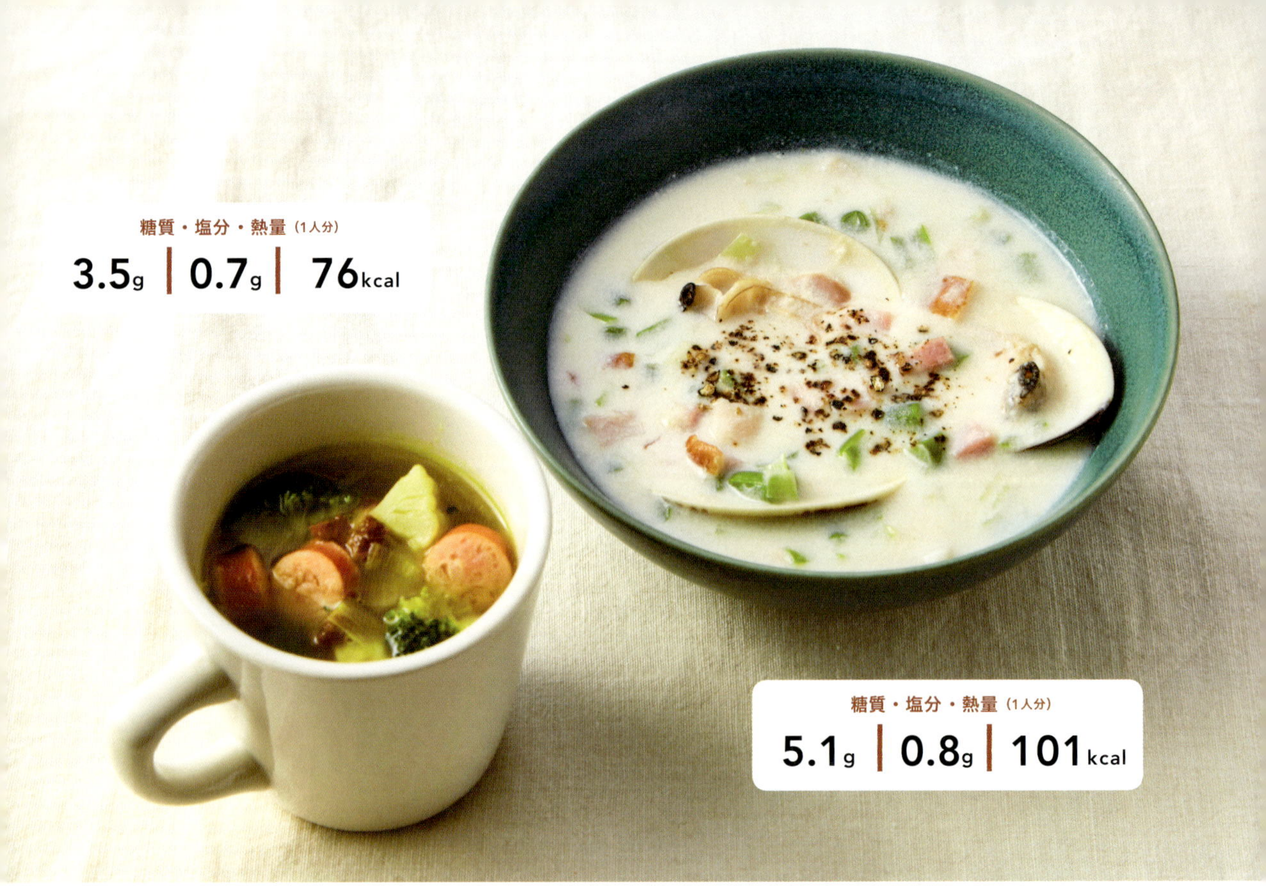

糖質・塩分・熱量 (1人分)

3.5g | 0.7g | 76kcal

糖質・塩分・熱量 (1人分)

5.1g | 0.8g | 101kcal

食物繊維 ビタミンB群 ビタミンC&E BCAA

食物繊維とビタミンが豊富なカリフラワーは積極的に摂りたい野菜

カリフラワーとソーセージのカレースープ

【材料・2人分】

ブロッコリー、カリフラワー…各40g
ソーセージ…2本
レーズン…5g
オリーブ油…小さじ1
ねぎ(あらみじん切り)…大さじ1
カレー粉…小さじ1/2
A 水…300mℓ
チキンブイヨンの素…2g
塩、こしょう…各少々

【作り方】

1 ブロッコリーとカリフラワーは1cm角に切り、ソーセージは3mm幅の小口切りにする。レーズンはあらみじん切りにする。

2 鍋にオリーブ油を中火で熱し、ねぎ、ソーセージ、ブロッコリー、カリフラワー、カレー粉の順で炒める。A、レーズンを加え、5分煮込む。

食物繊維 鉄分 フラボノイド ビタミンB群 ビタミンC&E BCAA

貝類に含まれるタウリンには疲労回復効果あり

はまぐりといんげんの豆乳チャウダー

【材料・2人分】

はまぐり…2個
ベーコン…10g
ねぎ、いんげん…各20g
バター(上澄み)…10g
A 豆乳、水…各150mℓ
チキンブイヨンの素…2g
塩、こしょう…各少々
水溶き片栗粉…大さじ1
(片栗粉小さじ1を水小さじ2で溶く)

【作り方】

1 はまぐりは砂抜きをして、殻同士をこすり洗いする。ベーコン、ねぎ、いんげんは5mm角に切る。

2 鍋にバターを中火で熱し、ベーコン、ねぎ、いんげんを炒める。A、はまぐりを加え、ふたをする。

3 はまぐりの口が開いたら、水溶き片栗粉を加えながら混ぜてとろみをつける。

食物繊維 フラボノイド ビタミンB群 ビタミンC&E BCAA

食材を大きめに切った、おかずスープ

ねぎとセロリのベーコン入りポトフ

【材料・2人分】

ベーコン(塊)…80g
ねぎ…1/2本
セロリ…1/3本
Ⓐ 水…300mℓ
　チキンブイヨンの素…2g
　ローリエ…1枚
　塩、こしょう…各少々
ミニトマト…4個
うずら卵(ゆで)…4個
粒マスタード…適量

【作り方】

1 ベーコンは3cm四方1cm厚さに、ねぎは4cm長さに切る。セロリは4cm長さの斜め切りにする。

2 鍋に❶、Ⓐを入れ、弱火で15分煮込む。プチトマト、うずらの卵を入れてさらに1〜2分火を通す。器に盛り、マスタードを添える。

糖質・塩分・熱量（1人分）

8.3g | 1.6g | 145kcal

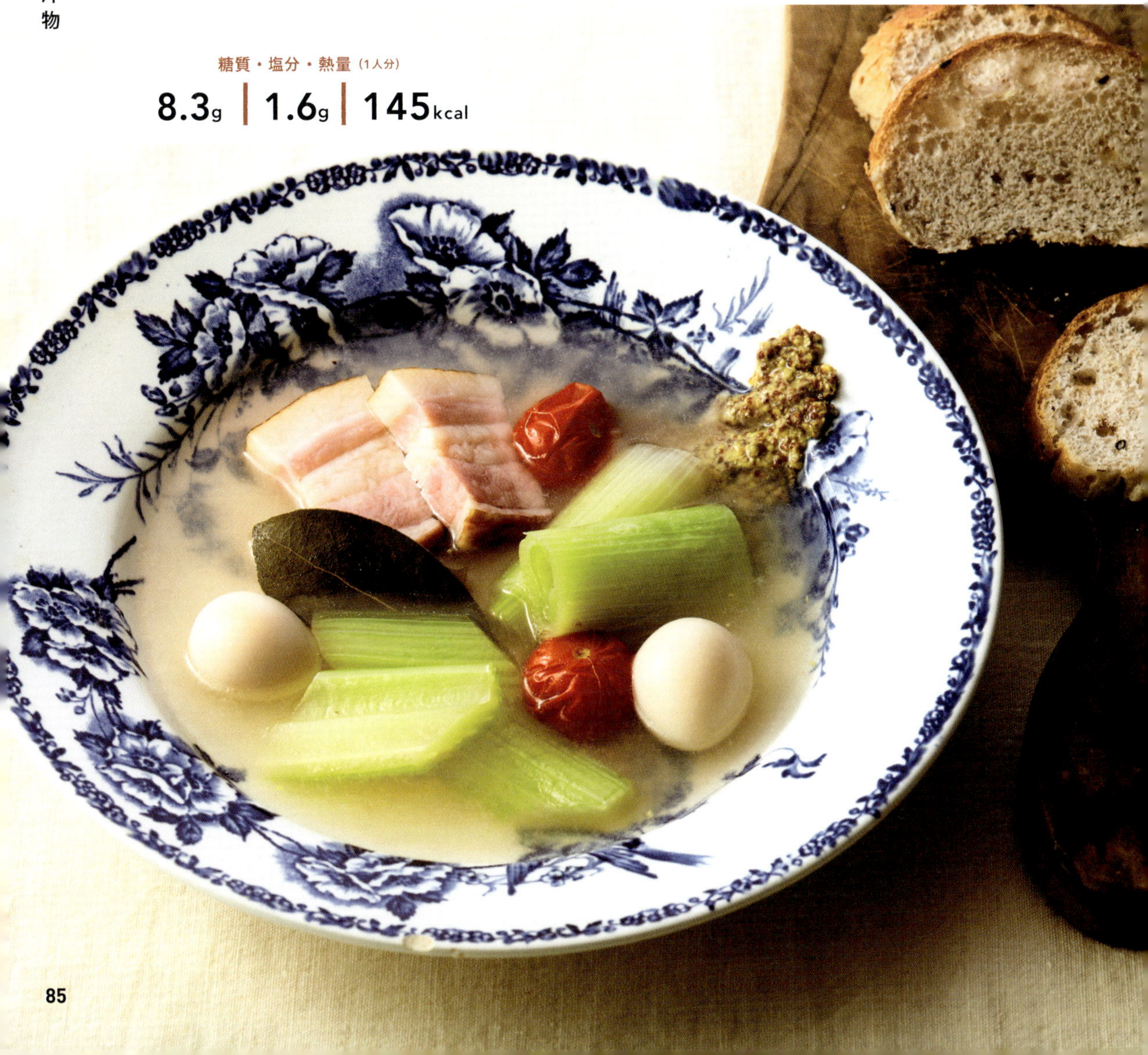

食物繊維 鉄分 ビタミンB群 BCAA

切り干し大根には糖尿病予防に役立つ栄養がギュッと凝縮！

豚ひき肉と切り干し大根のピリ辛スープ

【材料・2人分】

豚肩ロース肉…40g
片栗粉…小さじ1
海藻ミックス（乾燥）…2g
切り干し大根…10g
オクラ…2本
ごま油…小さじ1
豆板醤…小さじ1/2
A
水…300㎖
焼酎…小さじ1
中華スープの素…2g
しょうゆ…小さじ1/2
塩、こしょう…各少々

【作り方】

1 豚肉は細切りにして塩、こしょう、片栗粉をまぶす。海藻ミックス、切り干し大根はそれぞれ水で戻し、水分を絞る。オクラは2㎜幅の小口切りにする。

2 鍋にごま油を中火で熱し、豆板醤、豚肉、切り干し大根を炒める。A、こしょうを加えて弱火にし、10分ほど煮る。

3 オクラ、わかめを加えて再沸騰したら器によそう。

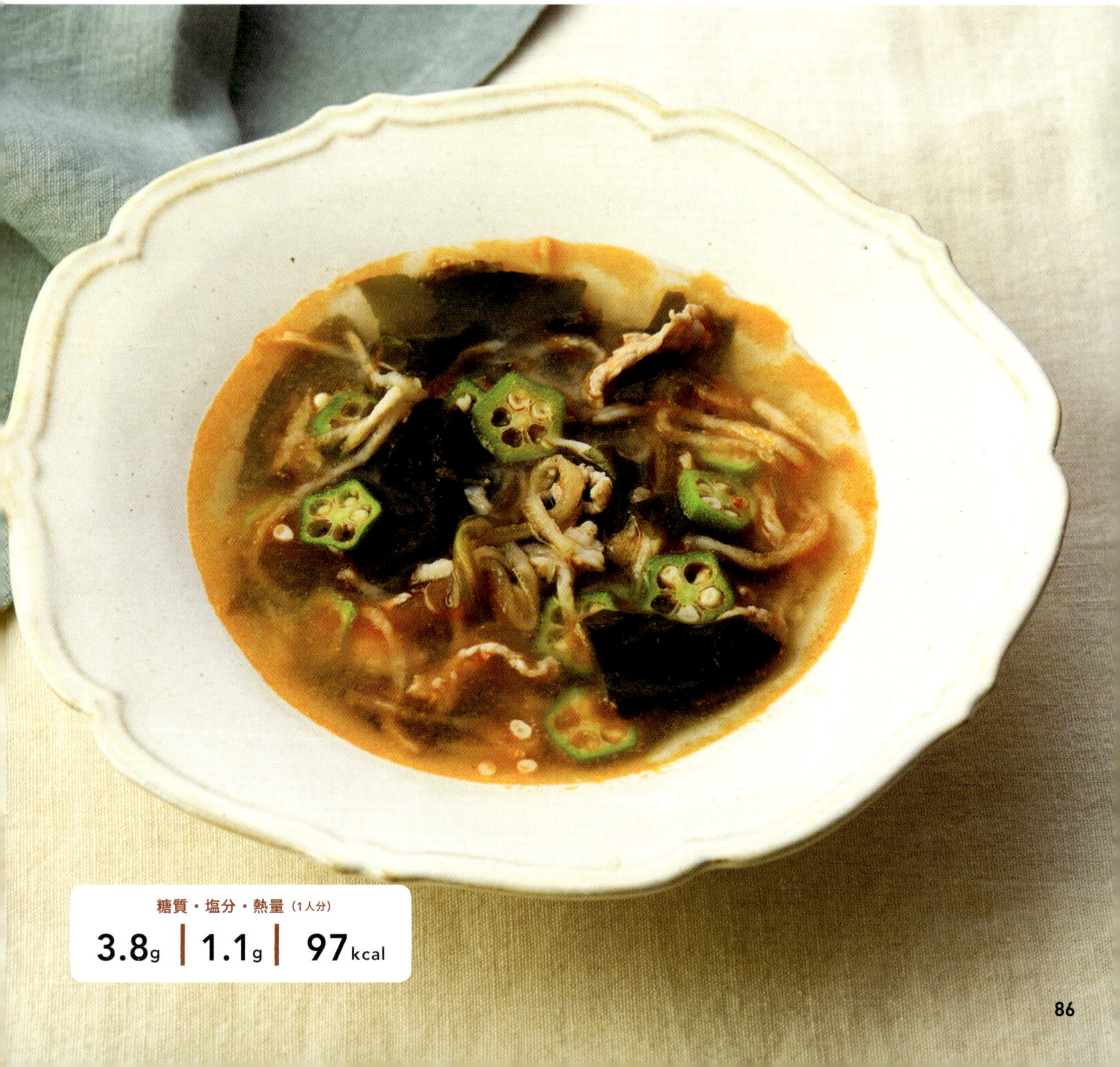

糖質・塩分・熱量（1人分）

3.8g | 1.1g | 97kcal

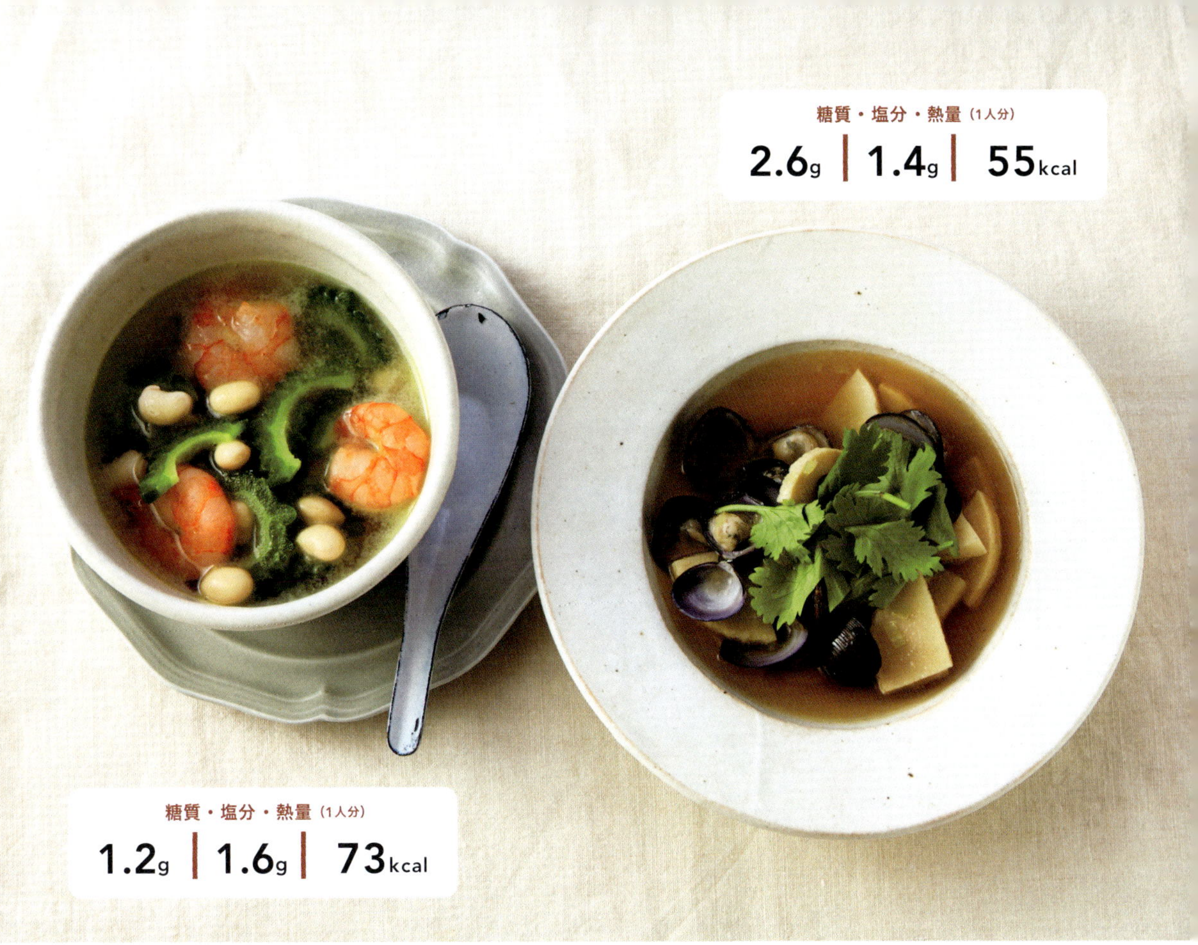
糖質・塩分・熱量（1人分）
2.6g | 1.4g | 55kcal
糖質・塩分・熱量（1人分）
1.2g | 1.6g | 73kcal

食物繊維 鉄分 フラボノイド ビタミンB群 ビタミンC&E BCAA

ゴーヤの苦味成分には
血圧・血糖値を下げる働きがあります！

大豆とゴーヤ入りスープ

【材料・2人分】

ゴーヤ…40g
むきえび…40g
ごま油…小さじ1
にんにく(みじん切り)
…少々
大豆(水煮）…40g
Ⓐ 水…300mℓ
Ⓐ 中華スープの素…2g
ナンプラー…大さじ1/2

【作り方】

1 ゴーヤは縦半分に切り、種とワタをスプーンで取り除き、2㎜幅の半月切りにする。

2 鍋にごま油とにんにくを中火で熱し、えび、ゴーヤを炒める。大豆、Ⓐを加えて1～2分煮たら、ナンプラーを加える。

食物繊維 鉄分 ビタミンB群 ビタミンC&E

たけのこには旨み成分が多いので
スープや煮物に最適

しじみと たけのこ入りスープ

【材料・2人分】

しじみ…100g
たけのこ…80g
パクチー…20g
ごま油…小さじ1
にんにく(みじん切り)
…少々
ねぎ(あらみじん切り)
…大さじ1
Ⓐ 中華スープの素…2g
Ⓐ 水…300mℓ
Ⓐ こしょう…
Ⓐ 焼酎、しょうゆ
…各小さじ2

【作り方】

1 しじみはひたひたの水につけて砂抜きをする。たけのこはくし型の薄切り、パクチーは3㎝長さに切る。

2 鍋にごま油とにんにくとねぎを中火で熱し、香りが出たらたけのこを炒め、しじみ、Ⓐを加え、3分ほど煮る。椀によそい、パクチーをのせる。

COLUMN
3

糖分の多い清涼飲料水は控えて
コーヒーや緑茶を飲もう

糖尿病の予防という観点から、清涼飲料水に含まれている糖を無視することは出来ません。皆さんの身体に流れている血液は4リットル前後なので、血液１００ミリリットルに溶けているグルコース（ブドウ糖）の量、いわゆる血糖値は１００ミリグラム・パー・デシリットルです。すなわち全血液に流れている糖分は5グラムにも満たないということです。そこに清涼飲料水を飲むと、少なくとも20グラムの糖分があっという間に身体の中に吸収され血管の中を流れます。水分と一緒に糖質を摂取すると小腸へ素早く移動し吸収されるため、急激に血糖値を上昇させやすいのです。

また、グルコースと一緒にナトリウムも腸粘膜から吸収されるのでグルコースを摂取した時には塩分も吸収されやすいことになります。急激に上昇した血糖値はインシュリンの分泌を促し、高血糖に続き急激な高インシュリン血症を招きます。

インシュリンの働きは摂取した栄養分を細胞内へ取り込めという命令を細胞に伝えることなので上昇した血糖も脂肪もタンパク質も細胞内へ取り込まれます。これが成長期であれば細胞はそれらの栄養分を使って組織を構成して行きます。しかし、中年になって基礎代謝が下がっている時には、高インシュリン血症を招くと食べた栄養分は余剰のカロリーとしてすべて中性脂肪として脂肪組織に蓄えられてしまいます。

長生きをする人に肥満はいません。常に血糖値が１００前後で一定に保たれているからです。慢性的な高インシュリン血症は、身体の細胞のインシュリン抵抗性を高め、２型糖尿病、メタボの原因となります。

そこで、清涼飲料水を飲む代わりに上質のコーヒーを砂糖なしで飲みましょう。コーヒーに含まれるカフェインは、脳機能の活性化と抗がん作用を同時に発揮する薬物で他に類がありません。抗血小板作用やバイアグラのような作用もあります。

また、清涼飲料水に良く含有されているアルギニンは、身体の中で最も強烈な血管拡張作用を有する一酸化窒素のもとになりますが、高野豆腐に最も多く含まれています。高血糖は、血管を固くして血管を拡張しづらくしますが、この障害を防ぐのが、カフェインと高野豆腐の組み合わせです。朝食に高野豆腐の入った味噌汁、食後にコーヒー一杯というのがお勧めです。コーヒーが嫌いな方は緑茶を飲みましょう。

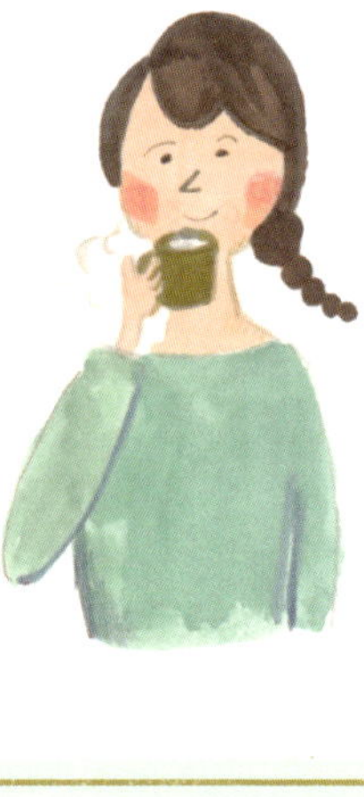

PART

4

血糖値が上がりにくい

おいしい
麺モノ&ご飯モノ

主菜に副菜、さらに汁物を作りつつ主食を用意して……。献立作りが面倒に感じるときは、こちらのワンプレート麺&ご飯はいかがですか? 前もって麺を作っておけば後はラクチンなパスタや、酢の効果で糖質の吸収を抑えたちらし寿司など、どれも絶品です!

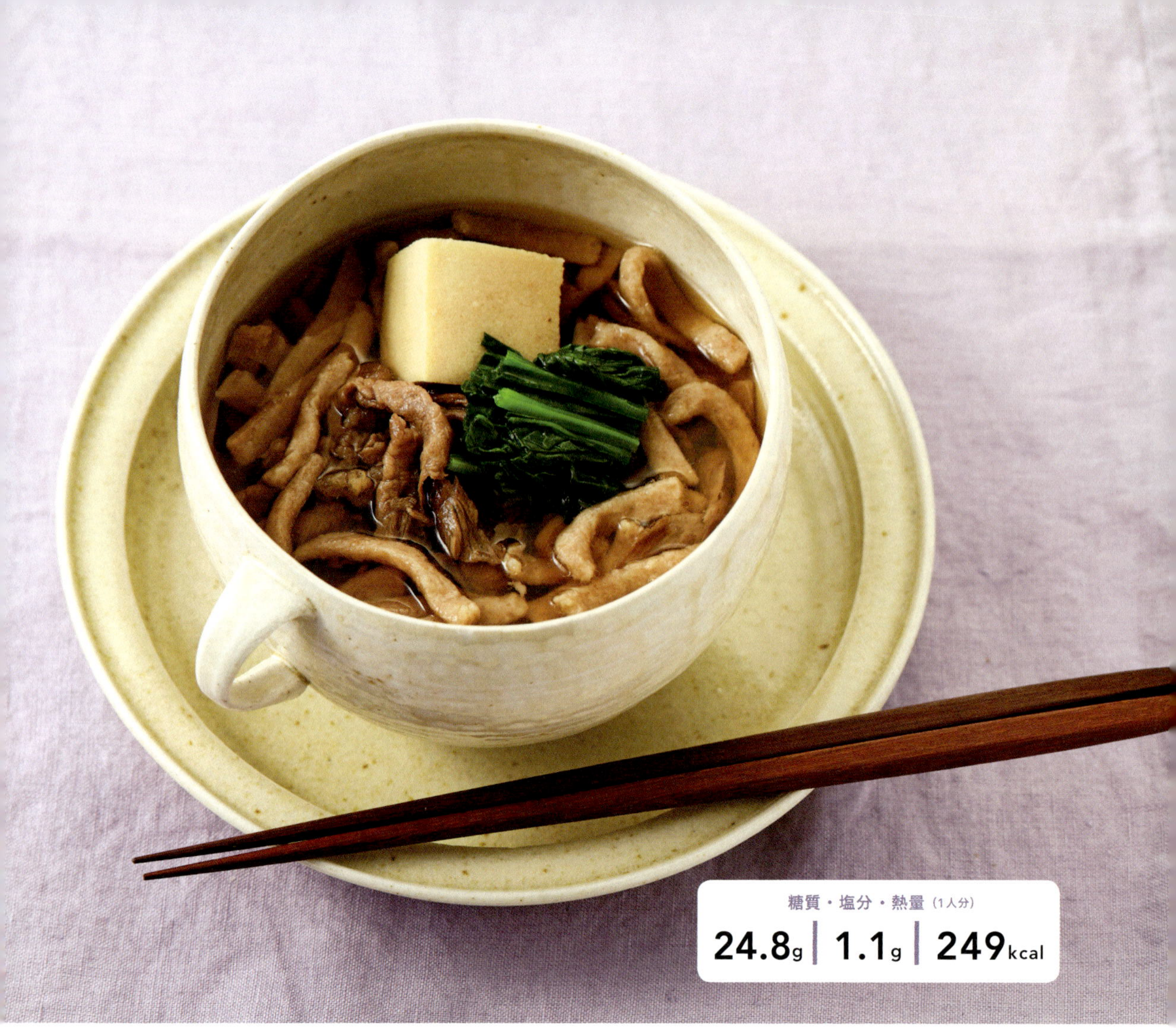

糖質・塩分・熱量（1人分）

24.8g | 1.1g | 249kcal

麺

食物繊維　鉄分　フラボノイド　ビタミンB群　ビタミンC&E　BCAA

全粒粉にはビタミ＆ミネラルがたっぷり！

全粒粉の肉うどん

【材料・2人分】

全粒粉うどん（生）
…220g（P12参照）
牛ももこま切れ肉…80g
高野豆腐…1個（20g）
ほうれん草…50g

Ⓐ
だし…800㎖
昆布…5㎝角
削り節…3g
みりん…大さじ4
しょうゆ…大さじ3

【作り方】

1 高野豆腐はぬるま湯に15分つけて裏返し、さらに15分したら濁った水が出なくなるまで押し洗いをし、4等分に切る。ほうれん草は塩ゆで（分量外）し、4㎝長さに切る。

2 鍋にⒶ（昆布と削り節はだしパックに入れる）を中火で沸かし、牛肉、高野豆腐を入れて弱火で30分煮て、だしパックを取り出す。

3 たっぷりの湯を沸かし、中火で8分ほどうどんをゆで、ざるに上げる。

4 器に❸を盛り、❷の煮汁を注ぐ。ほうれん草を添える。

POINT

うどんOKの秘密

うどんは炭水化物だが、冷たくしておくと栄養吸収が遅くなり、血糖値の急上昇を防いでくれる。ただし、塩分が多いので1人分を半玉にし、その分具をたっぷりのせてボリュームを。

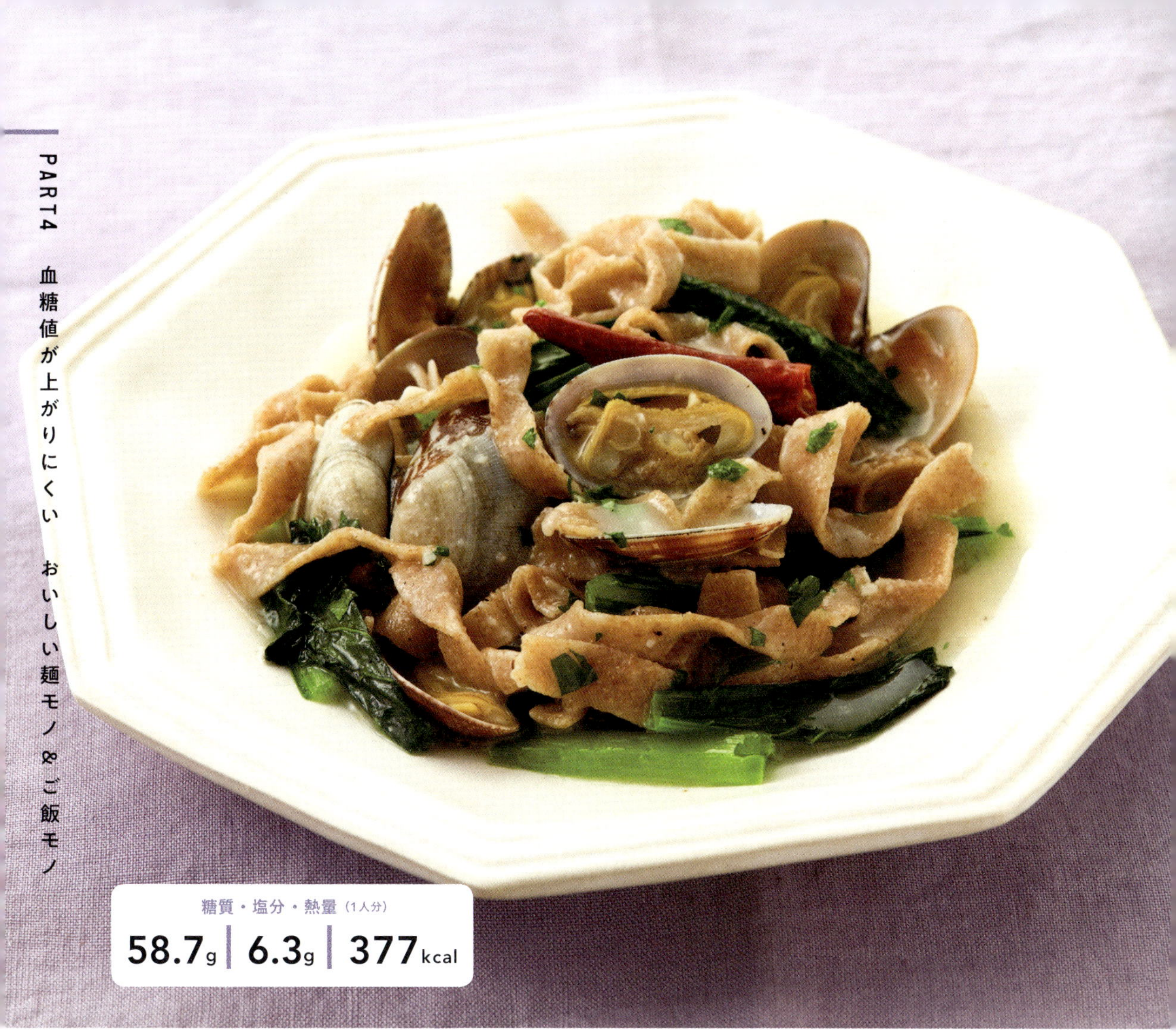

糖質・塩分・熱量（1人分）

58.7g | 6.3g | 377kcal

麺

食物繊維　鉄分　フラボノイド　ビタミンB群　ビタミンC&E　BCAA

7つのオススメ栄養素が一皿で補える、あさりと小松菜のパスタ

全粒粉パスタ・ボンゴレ

【材料・2人分】

全粒粉パスタ（生）
…130g（P12参照）
あさり…200g
小松菜…80g
イタリアンパセリ…2枝分
にんにく（みじん切り）…少々
オリーブ油…小さじ4
唐辛子…1本
白ワイン…50mℓ
塩、こしょう…各少々

【作り方】

1 あさりは塩水（分量外）につけて砂抜きをして、殻同士をこすって洗う。小松菜は4cm長さに切る。イタリアンパセリの葉はあらみじん切りにする（茎は残しておく）。

2 フライパンににんにく、オリーブ油小さじ2を弱火で熱し、香りが出たら唐辛子、あさり、イタリアンパセリの茎を加えて炒める。白ワインを注ぎ、ふたをしてあさりの口が開くまで2〜3分加熱する。

3 たっぷりの湯に塩（分量外）を入れて沸かし、中火で芯がなくなるまでパスタをゆで、小松菜も一緒に2〜3分ゆでる。

4 ❸にゆで立てパスタと小松菜、塩、こしょう、残りのオリーブ油（小さじ2）を加え、とろみがつくまでよく混ぜる。

麺

鉄分　ビタミンB群　BCAA

そばはビタミンやミネラルたっぷりの低GI食品

にしんそば

【材料・2人分】

ゆでそば…2玉
にしん（ソフトタイプ）…1枚
番茶…500mℓ
Ⓐ 焼酎、みりん各…大さじ2
　しょうゆ…大さじ1
Ⓑ だし…800mℓ
　みりん、しょうゆ…各大さじ3
　昆布…5cm角
　削り節…3g
温泉卵…2個
青ねぎ（小口切り）…大さじ2
ゆずの皮（せん切り）…少々

【作り方】

1 フライパンに半分の長さに切ったにしんと番茶を入れて中火にかけ、沸騰したら弱火で4〜5分煮る。水に入れて骨やうろこを取る。

2 フライパンにⒶとにしんを入れて中火にかけ、水分が無くなるまで煮絡める。

3 鍋にⒷ（昆布と削り節はだしパックに入れる）を中火で沸かし、10分煮たらだしパックを取り出す。

4 器に湯通ししたそばを入れ、③のそばつゆを注ぐ。半分に切ったにしん、温泉卵、青ねぎ、ゆずの皮をのせる。

糖質・塩分・熱量（1人分）

92.5g | 6.4g | 824kcal

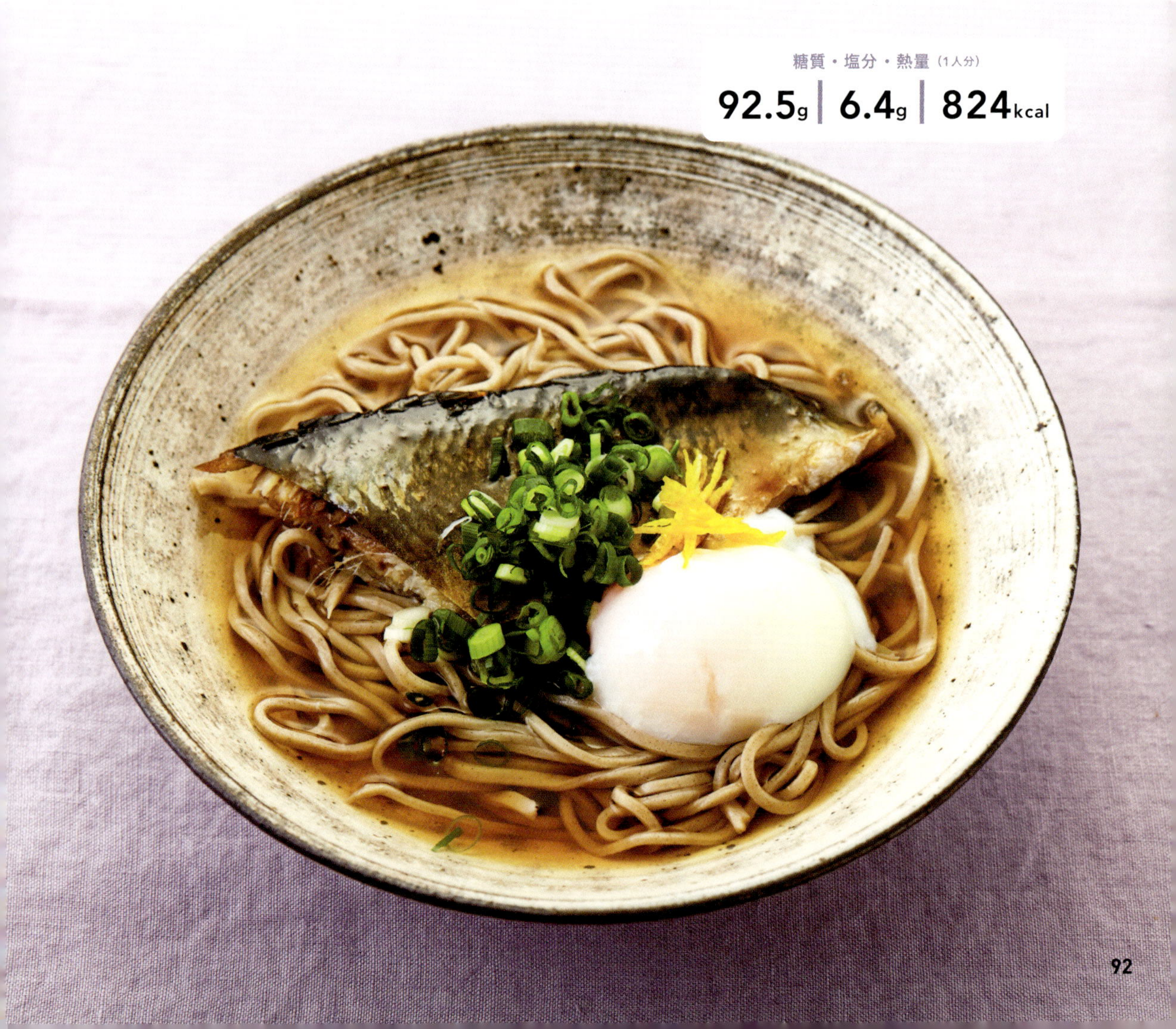

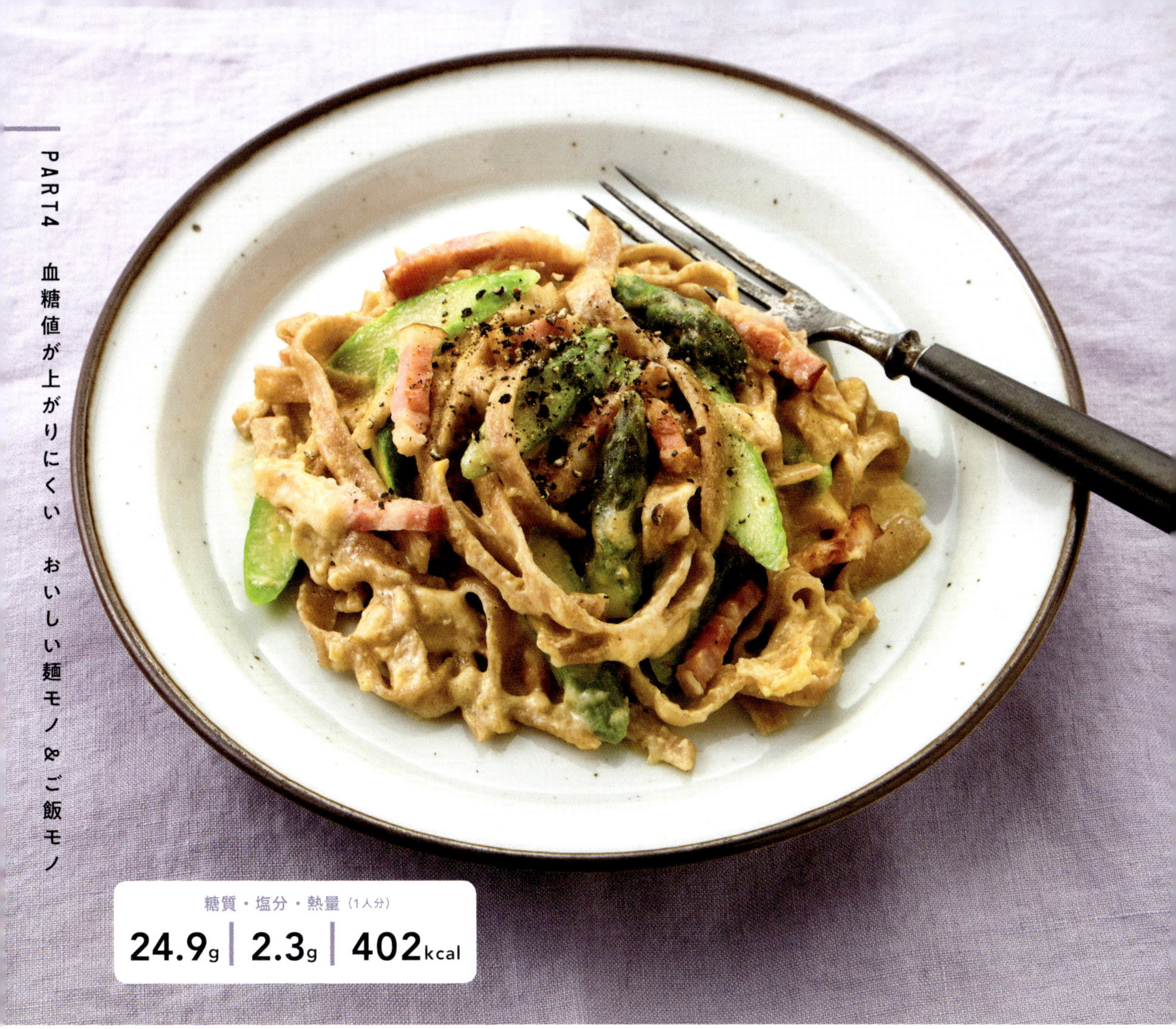

糖質・塩分・熱量（1人分）

24.9g | 2.3g | 402kcal

食物繊維 鉄分 フラボノイド ビタミンB群 ビタミンC&E BCAA

麺

濃厚カルボナーラに、ビタミンB群豊富なアスパラをプラス！

全粒粉パスタ・カルボナーラ

【材料・2人分】

全粒粉パスタ（生）
…130g（P12参照）
ベーコン（塊）…60g
アスパラガス…4本
バター（上澄み）…15g
パルメザンチーズ
（すりおろし）…30g
Ａ 卵黄…3個
Ａ 塩…小さじ1/3
Ａ 黒こしょう…少々
あら挽き黒こしょう…少々

【作り方】

1 ベーコンは5㎜角3㎝長さ、アスパラは4㎝長さの斜め切りにする。

2 たっぷりの湯に塩（分量外）を入れて沸かし、中火で芯がなくなるまでパスタをゆで、アスパラも一緒に2〜3分ゆでる。Ａは混ぜ合わせる。

3 フライパンにバターとベーコンを中火で熱し、カリッとしたら火を止める。

4 ❷のゆで汁大さじ4、ゆで立てのパスタとアスパラ、Ａを加えてとろみがつくまでよく混ぜる。器に盛り、あら挽き黒こしょうを散らす。

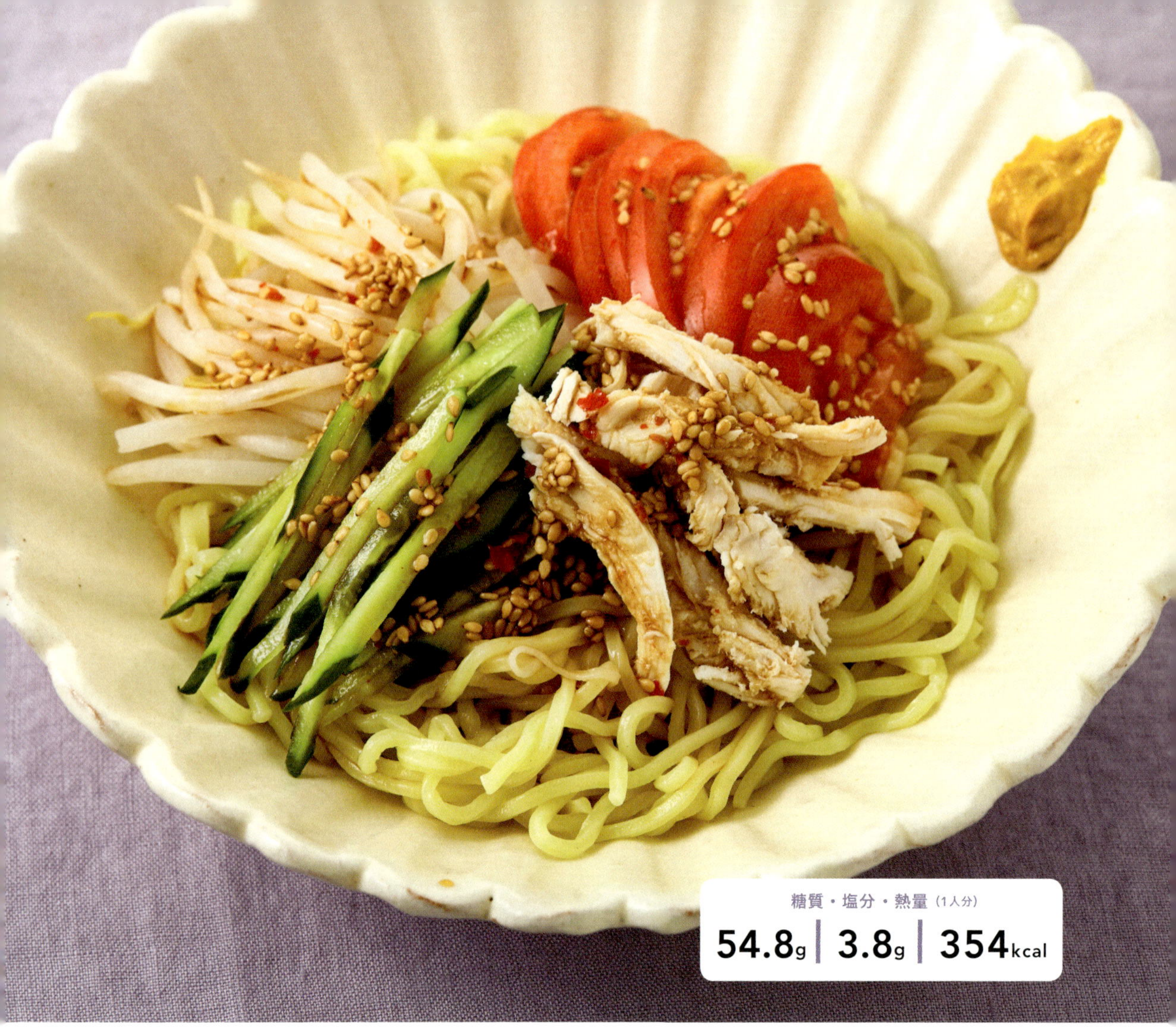

糖質・塩分・熱量（1人分）

54.8g | 3.8g | 354kcal

麺

食物繊維　ビタミンC&E　BCAA

酢を効かせることで、減塩＆低GIメニューに！

蒸し鶏の冷やし中華そば

【材料・2人分】

中華生麺…2玉
きゅうり…2/3本
トマト…小1個
もやし…80g
鶏むね肉（皮なし）…80g
A
白炒りごま…小さじ1
酢…大さじ3
しょうゆ…2
豆板醤…小さじ1/3

【作り方】

1. 中華麺は1〜2分ゆでて氷水で冷やして水気をきる。きゅうりは細切り、トマトは半月切りにする。もやしは1分塩ゆで（分量外）してざるにとり、あおいで冷ます。
2. 鍋に水を5cmほど入れて沸かし、沸騰したら鶏肉を入れてふたをして火を消して10分置く。水気を取って細切りにする。
3. Aは混ぜ合わせる。
4. 器に麺を盛り、野菜、鶏肉を彩りよく並べ、3を回しかける。

POINT

“冷やすこと”がとにかく重要

中華麺は小麦粉から作られているので、本来ならNG。ただし冷やして食べる場合は栄養吸収が遅くなるため、血糖値急上昇を防ぐことに。

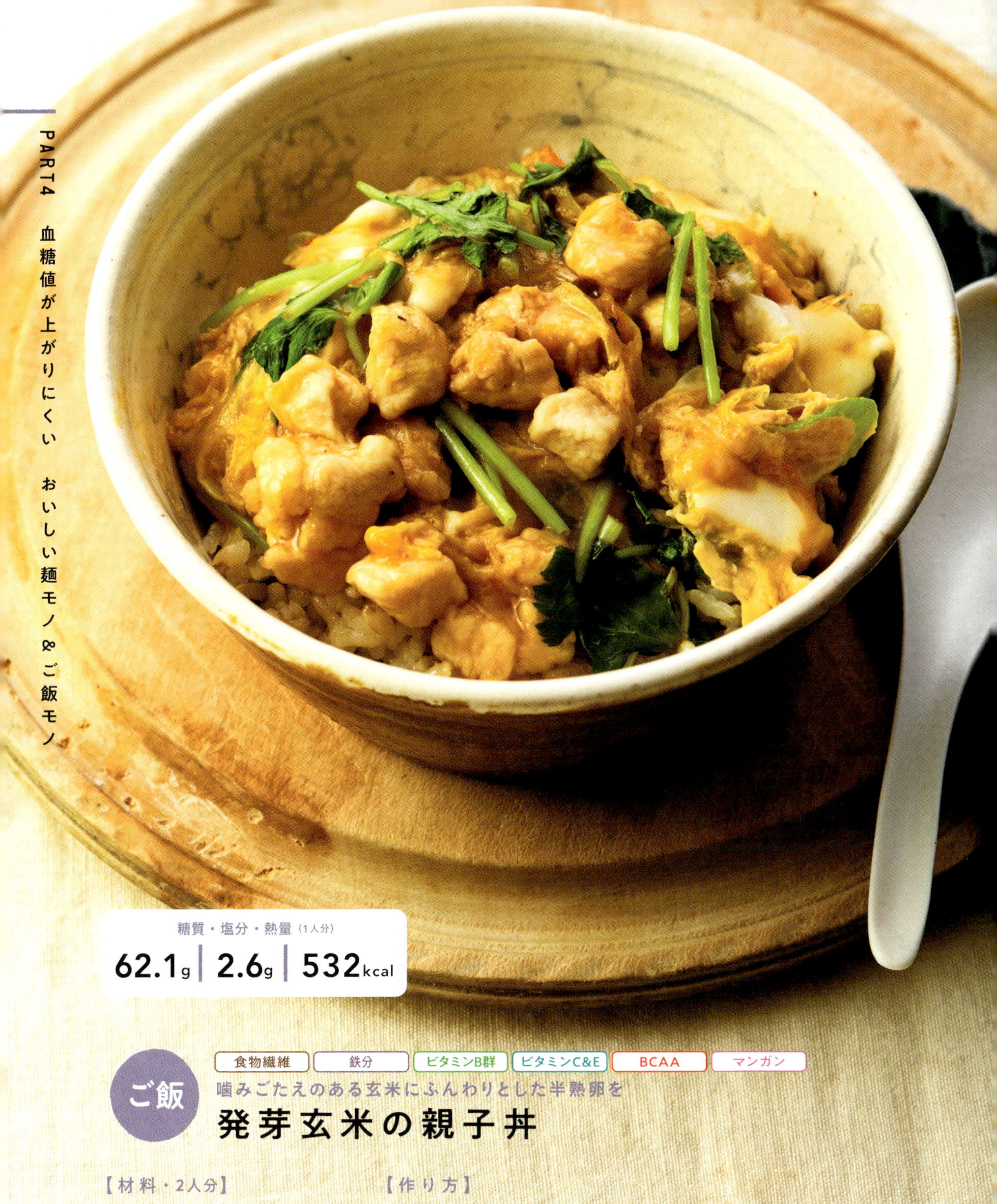

糖質・塩分・熱量（1人分）

62.1g | 2.6g | 532kcal

食物繊維 鉄分 ビタミンB群 ビタミンC&E BCAA マンガン

ご飯

噛みごたえのある玄米にふんわりとした半熟卵を

発芽玄米の親子丼

【材料・2人分】

- 温かい発芽玄米ご飯…300g
- 鶏胸肉（皮なし）…150g
- 塩…少々
- 片栗粉…小さじ1
- ねぎ…60g
- 三つ葉…10g
- ごま油…小さじ2
- Ⓐ だし…100mℓ
  みりん…大さじ2
  薄口しょうゆ…大さじ1と1/2
- 溶き卵…3個分

【作り方】

1 鶏肉は1cm角に切り、塩、片栗粉をまぶす。ねぎは斜め薄切りにする。三つ葉は2cm長さに切る。

2 フライパンにごま油を中火で熱し、鶏肉とねぎを軽く炒め、Ⓐを入れて2〜3分煮る。

3 2/3量の卵を全体に回しかけ、ふたをして1分半ほど火を通す。三つ葉を散らしたら残りの卵を回しかけ、ふたをして15秒ほど煮て、半熟に仕上げる。

4 丼にご飯をよそい、③を煮汁ごと盛る。

ご飯

食物繊維　鉄分　ビタミンB群　ビタミンC&E　BCAA　マンガン

にらは鉄分、ビタミン豊富な優秀野菜。最後に加えて短時間で炒めて

発芽玄米チャーハン

【材料・2人分】

温かい発芽玄米ご飯…300g
ハム…30g
にら…20g
ごま油…小さじ2
溶き卵…1個分
塩…小さじ1/3
こしょう…少々
ねぎ（粗みじん切り）…大さじ1
焼酎、しょうゆ…各小さじ1

【作り方】

1 ハムは5㎜四方に切り、にらは小口切りにする。

2 フライパンにごま油を中火で熱し、溶き卵を入れたらすぐ発芽玄米ご飯を加え、切り混ぜながら広げる。

3 塩、こしょう、ハム、ねぎを散らし、混ぜながら水分を飛ばすように広げる。

4 ご飯がパラパラになったら、にら、焼酎、しょうゆを加え、全体を均一に混ぜる。

糖質・塩分・熱量（1人分）

50.9g | 2.0g | 354kcal

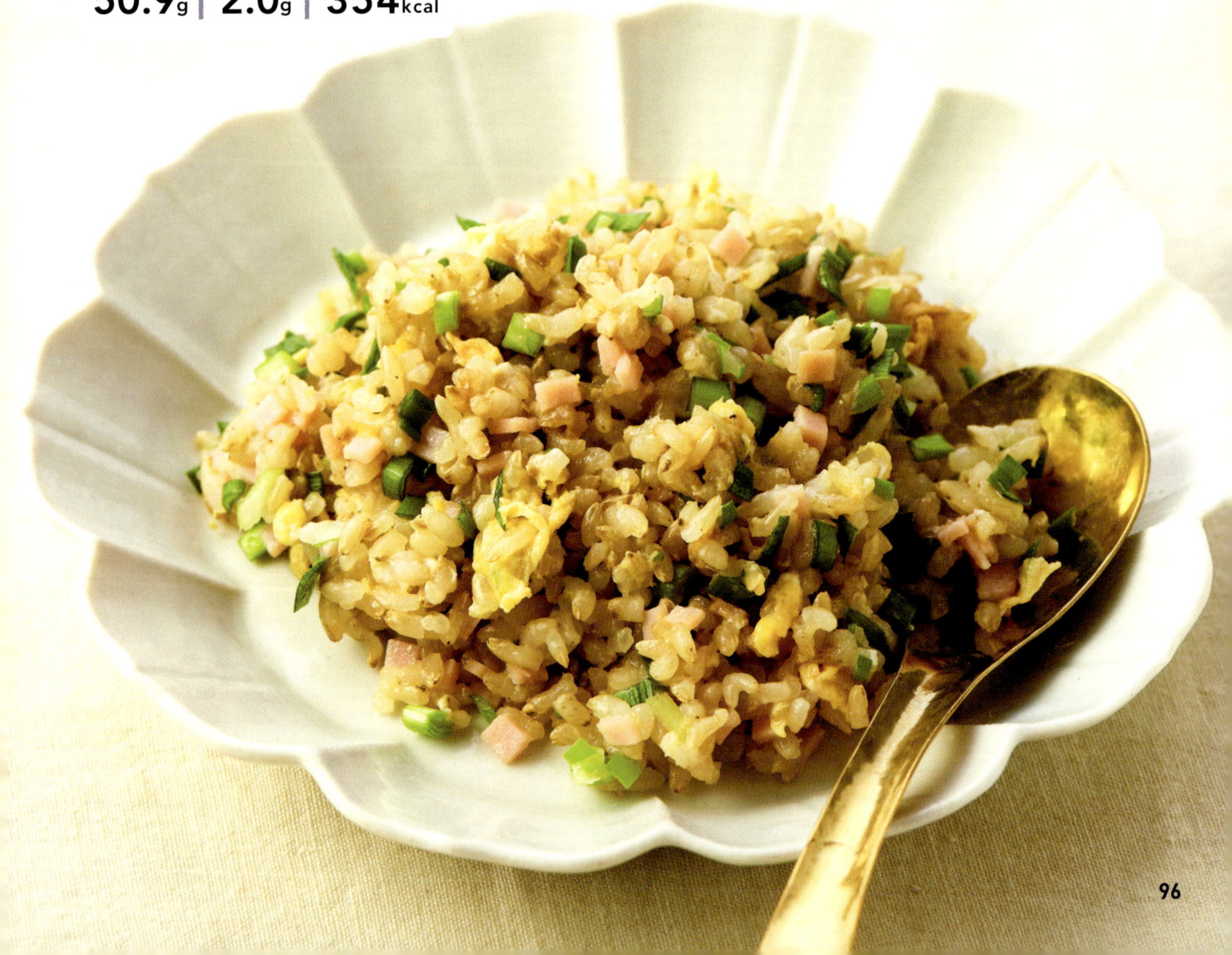

ご飯

食物繊維 | 鉄分 | ビタミンB群 | ビタミンC&E | BCAA | マンガン

さんまには糖をエネルギーに変えるのに欠かせない鉄分が豊富

発芽玄米でさんまのかば焼き丼

【材料・2人分】

温かい発芽玄米ご飯…300g
さんま…2尾
片栗粉…小さじ2
溶き卵…1個分
塩…少々
ごま油…大さじ1/2
青じそ…2枚
白炒りごま…小さじ2
A
みりん…大さじ2
しょうゆ…大さじ1と1/2
焼酎…大さじ1
しょうがの絞り汁…少々

【作り方】

1 さんまは三枚におろして長さを半分に切り、塩をして10分したら洗って水分を拭き、片栗粉をはたく。溶き卵に塩を加えて混ぜ、卵液を作る。

2 フライパンを中火で熱して、ごま油大さじ1/4をキッチンペーパーでぬる。卵液を薄く流して両面を焼き、4cm長さのせん切りにして錦糸卵を作る。青じそはせん切りにして水にさらしてアクを抜き、水分をきる。ごまはキッチンペーパーの上で刻む。

3 フライパンに残りのごま油(大さじ1/4)を強火で熱し、さんまを皮目から入れて両面焼き、Aを加えて絡める。

4 丼にご飯をよそい、錦糸卵をちらす。さんまをのせ、青じそ、刻んだごまを散らす。

糖質・塩分・熱量 (1人分)
62.0g | 2.4g | 707kcal

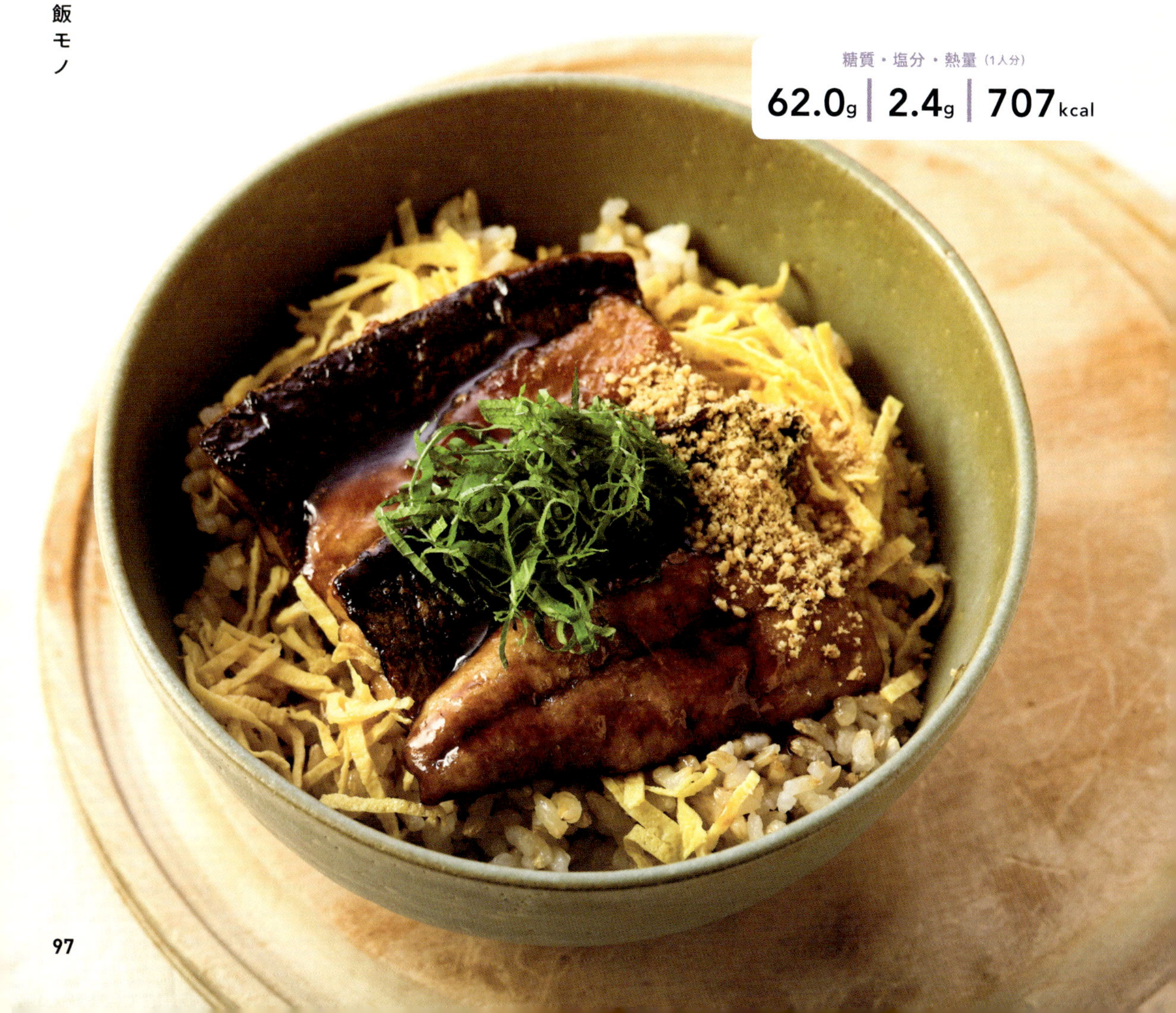

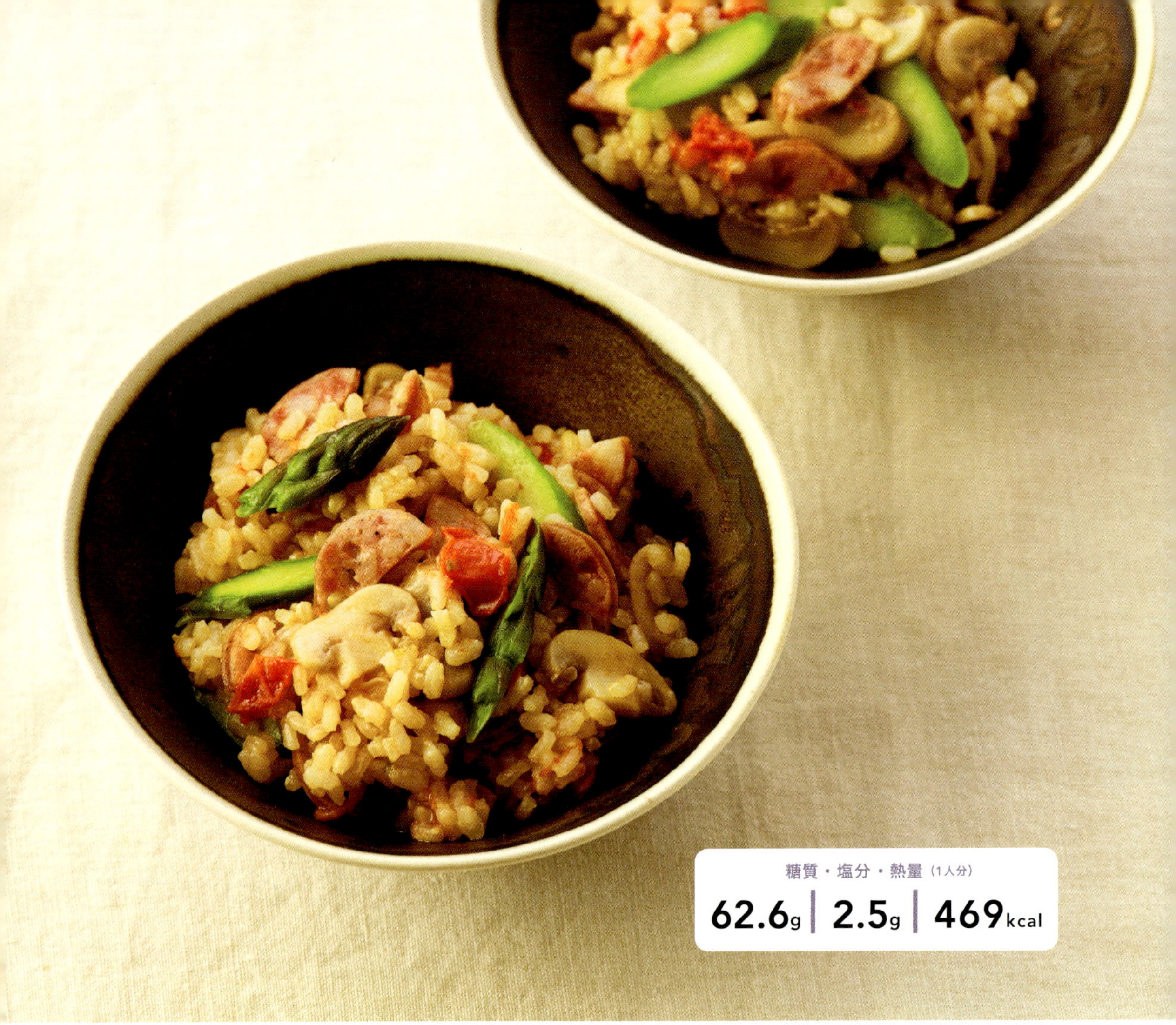

糖質・塩分・熱量（1人分）

62.6g | 2.5g | 469kcal

ご飯

食物繊維　ビタミンB群　ビタミンC&E　BCAA　マンガン

マッシュルームは旨味があるだけでなく、食物繊維やビタミンB群がたっぷり

発芽玄米きのこの洋風炊き込みご飯

【材料・2人分】

発芽玄米…1合
ソーセージ…60g
マッシュルーム…60g
トマト…1個
アスパラガス…2本
バター（上澄み）…15g
ねぎ（粗みじん切り）…大さじ1

Ⓐ
熱湯…450mℓ
塩…小さじ1/2
チキンブイヨンの素…2g
こしょう…少々

【作り方】

1 ソーセージは縦半分に切って、端から2㎜幅に切る。マッシュルームは2㎜幅に、トマトは1㎝角に切る。アスパラガスは根元の皮をむき、3㎜幅の斜め切りにして塩ゆで（分量外）する。

2 鍋にバターを中火で熱し、ねぎを炒め、ソーセージ、マッシュルームを炒める。

3 玄米を加えて炒め、トマト、Ⓐを加える。全体が沸騰したら弱火にしてふたをし、20分炊いたら火を止めて、10分蒸らす。アスパラを加え、全体を混ぜる。

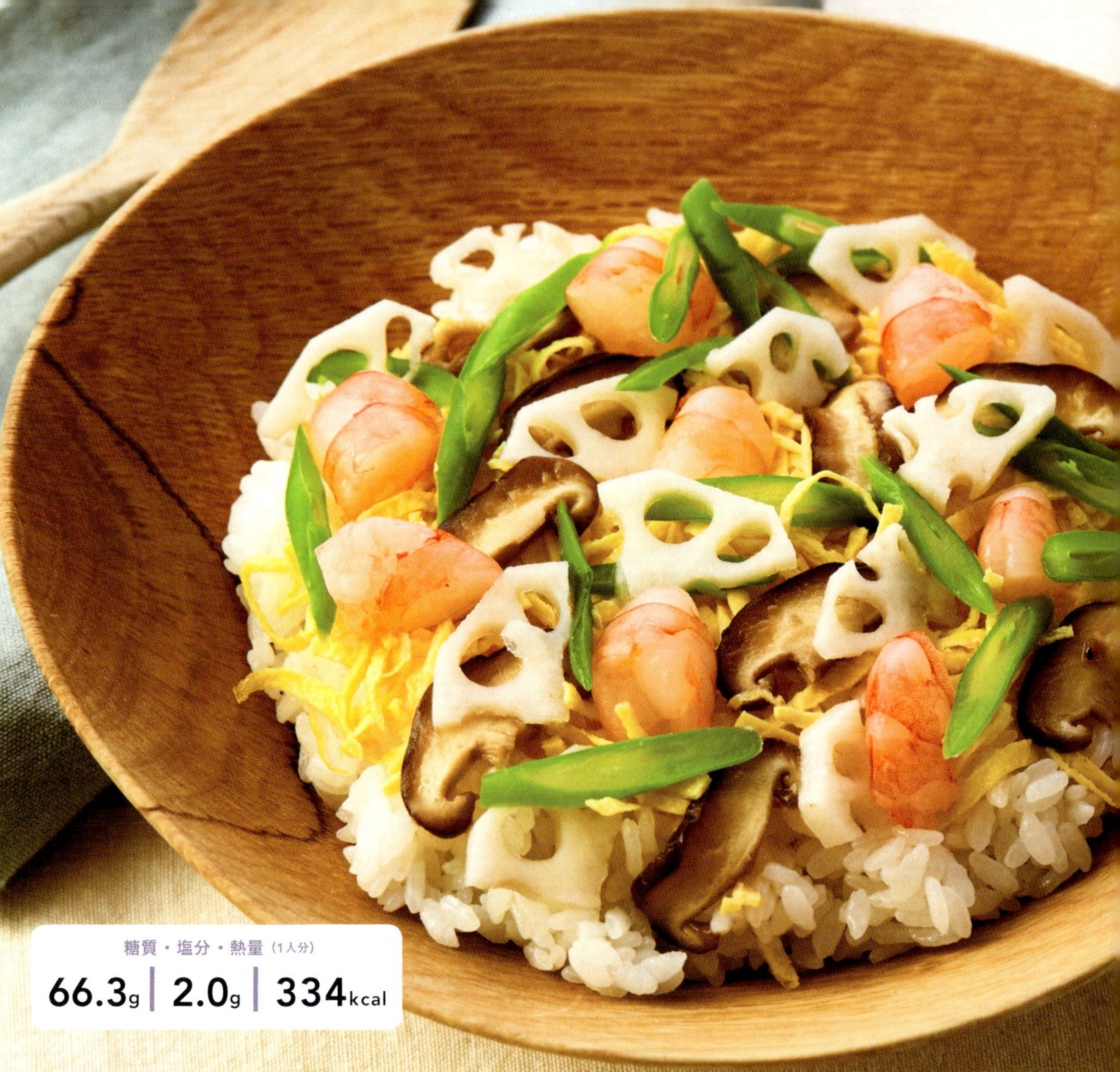

糖質・塩分・熱量（1人分）

66.3g | 2.0g | 334kcal

食物繊維 | 鉄分 | ビタミンB群 | ビタミンC&E | BCAA | マンガン

ご飯

えびの代わりに、しめさばやまぐろの刺し身もオススメ

ちらし寿司

【材料・2人分】

- 温かいご飯…300g
- むきえび（ボイル）…40g
- しいたけ…2枚
- れんこん…40g
- いんげん…20g
- すし酢
  - みりん（煮切ったもの）…大さじ1と1/2
  - 酢…大さじ2
  - 塩…小さじ1/2
- A
  - しょうゆ、みりん…各小さじ1
  - 水…大さじ2
- 錦糸卵…50g

【作り方】

1. えびは2cm長さに切る。しいたけは薄切り、れんこんは2mm幅のいちょう切り、いんげんは塩ゆで（分量外）して斜めに薄切りにする。すし酢は混ぜ合わせる。
2. 鍋にA、しいたけを入れて中火にかけ、水分がほぼなくなるまで煮る。
3. れんこんは2〜3分ゆでて水分をきり、熱いうちに1のすし酢小さじ2で漬ける。
4. ご飯は飯台にあけ、残りのすし酢をふりかけて切り混ぜる。水分がなくなってきたら、うちわなどであおいで室温まで冷ます。
5. 器に4をよそい、錦糸卵を散らす。えび、しいたけ、れんこん、いんげんを彩りよくのせる。

POINT

酢飯は低GI食品

酢には糖の吸収を抑える作用があるため、酢飯にするなら白米でもOK！さらによく冷ますと、より吸収が穏やかになる。

COLUMN

4

よく耳にする糖尿病の薬の種類とその効果が知りたい

糖尿病の薬には血糖値を下げるために膵臓を刺激してインスリンを分泌させる薬（スルホニル尿素薬、インクレチン関連薬）と糖を体の中に吸収させない薬（α-グルコシダーゼ阻害薬）、吸収してしまった糖を身体の外に尿として排出させる薬（SGLT2阻害薬）があります。

無理矢理インスリンを放出させて血糖値を低下させる薬は、薬量を間違うと低血糖という合併症が付きまといます。しかし、糖の吸収阻害薬と排出薬では、血糖値の低下はマイルドですが、食後の短時間だけ血糖値が急上昇する高血糖スパイクを抑制することが出来るため、糖尿病の進行を確実に抑制します。このように糖尿病の薬と言ってもさまざまな役割があります。

例えば、血糖値を上昇させる食べ物は炭水化物だけです。すなわち炭水化物を食べなければ、糖尿病の薬を飲まなくても良くなる、または薬が減るということにならないでしょうか。脂肪をいくら食べてもタンパク質をいくら食べても血糖値は上がりません。ということは糖尿病を治療するときの基本は、カロリー制限ではなく、糖質の制限に重きを置くということです。もし、あなたの主治医が血糖値をコントロールするのに糖質制限よりもカロリー制限が必要であるという指導をするようなら少し考えた方がよいでしょう。

ところで、炭水化物には糖の他に小腸で分解・吸収されずに大腸までたどり着く難消化性食物繊維（難消化性デキストリン）が含まれています。大腸の中には腸内フローラとも呼ばれている大量の腸内細菌が住んでおり、難消化性食物繊維は、腸内フローラの餌となります。

消化されずに大腸まで届く非消化性食事成分をプレバイオティクスと呼び、オリゴ糖や多糖類を含む食物繊維、難消化性でんぷんなどが知られていて、「良い腸内フローラ」を増やす働きをします。

プレバイオティクスの効果は、腸内環境改善作用、発がんリスク低減作用、免疫機能調節作用等が知られていて、これが足りないと悪い腸内フローラが増え、うつ病、不安神経症、肥満、耐糖能異常などを引き起こす原因となります。砂糖が添加されている各種ヨーグルトなどは、大腸に届く前に消化されてしまう可能性が高く、それよりもすでに大腸に住んでいる良い腸内フローラを増やすための餌となるプレバイオティクスを取る方が有効と思われます。

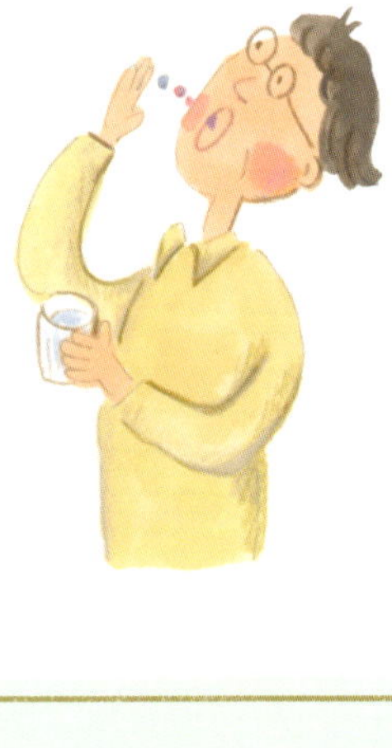

PART

5

血糖値が上がりにくい
おいしい
おやつ

「糖尿病を予防するため、 甘いものは控える!」 と心に誓っていても、 無性に食べたくなることもあると思います。 そこでオススメしたいのが、こちらの低 GI おやつです。 クッキーやチョコレート、 ケーキにプリンと、 種類いろいろです。

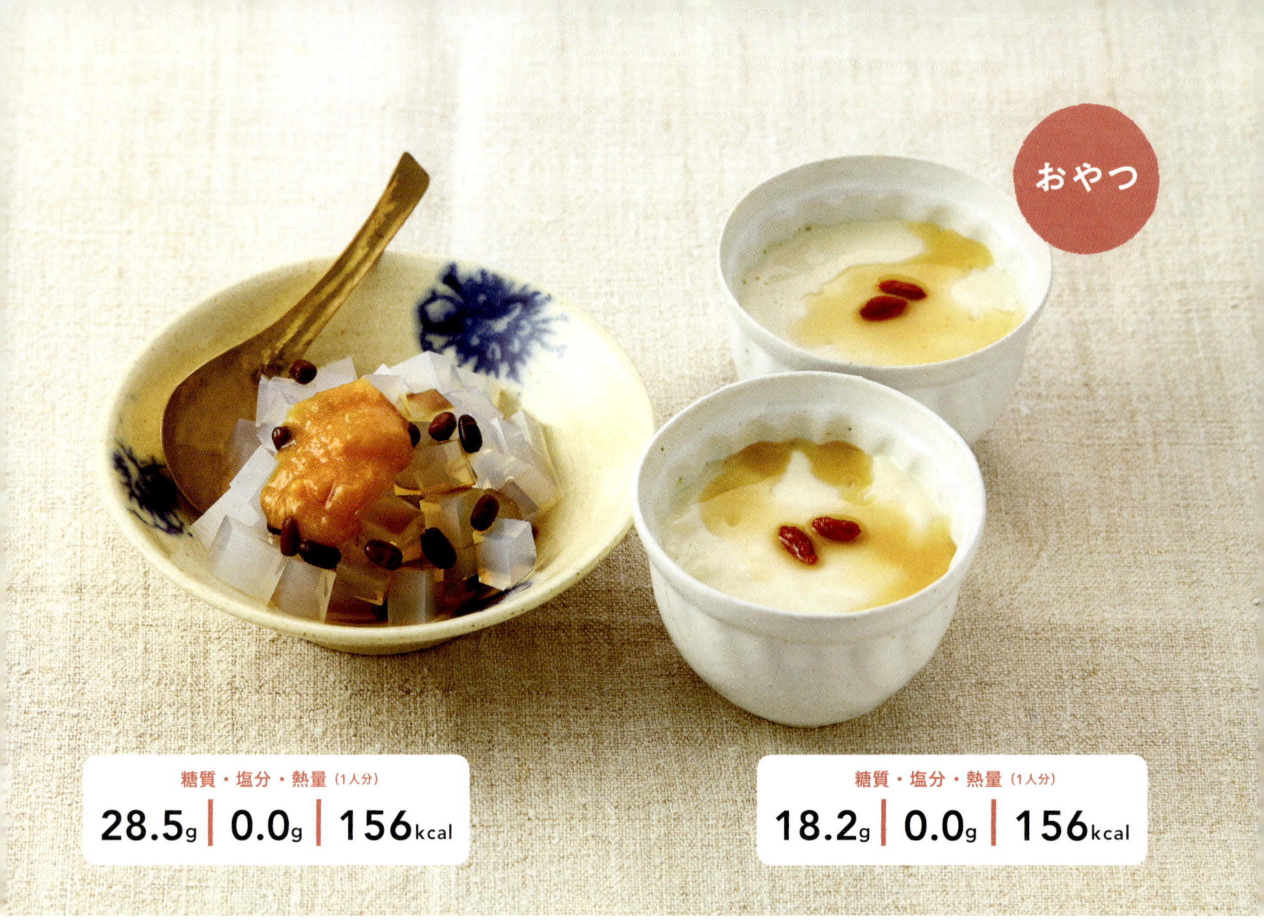

アプリコットと黒蜜のみつ豆

糖質・塩分・熱量（1人分）

28.5g | 0.0g | 156kcal

食物繊維　鉄分　フラボノイド　ビタミンB群　ビタミンC&E　BCAA　マンガン

ドライフルーツの甘みを存分に楽しめる、和スイーツ

アプリコットと黒蜜のみつ豆

【材料・4人分】

小豆（乾燥）…30g
ドライアプリコット…50g
A 粉寒天…8g
A 水…500mℓ
黒蜜…小さじ4

【作り方】

1 鍋に小豆とかぶるくらいの水を入れて沸かし、ゆでこぼす。再度かぶるくらいの水を加えて40分ゆでて、そのまま冷ます。

2 ドライアプリコットはあらみじん切りにし、水50mℓ（分量外）と一緒にブレンダーにかけて滑らかにする。

3 鍋にAを入れて泡だて器で混ぜながら中火にかける。沸騰したらアクを取り、完全に煮溶かしたら、こし器でこしながら四角いタッパーやバットに流す。あら熱が取れたらふた（またはラップ）をして冷蔵庫で30分以上冷やし、1cm角に切る。

4 器に3を入れ、1、2、黒蜜をかける。

豆乳杏仁豆腐

糖質・塩分・熱量（1人分）

18.2g | 0.0g | 156kcal

食物繊維　鉄分　フラボノイド　ビタミンB群　ビタミンC&E　BCAA　マンガン

GI値の高い牛乳ではなく、糖尿病予防効果の高い豆乳で

豆乳杏仁豆腐

【材料・4人分】

粉ゼラチン…6g
豆乳…350mℓ
杏仁粉…25g
クコの実…8粒
はちみつ…小さじ4

【作り方】

1 大さじ2の水（分量外）に粉ゼラチンを振り入れて混ぜ、10分置く。

2 鍋に豆乳と杏仁粉を入れて中火にかけ、泡だて器でよく混ぜる。杏仁粉が溶けて豆乳が温まったら火を止め、1を加えてゼラチンを溶かす。

3 2の鍋底に冷水をあててあら熱を取り、器に流し入れて冷蔵庫で30分以上冷やし固める。

4 水で戻したクコの実をのせ、はちみつをかける。

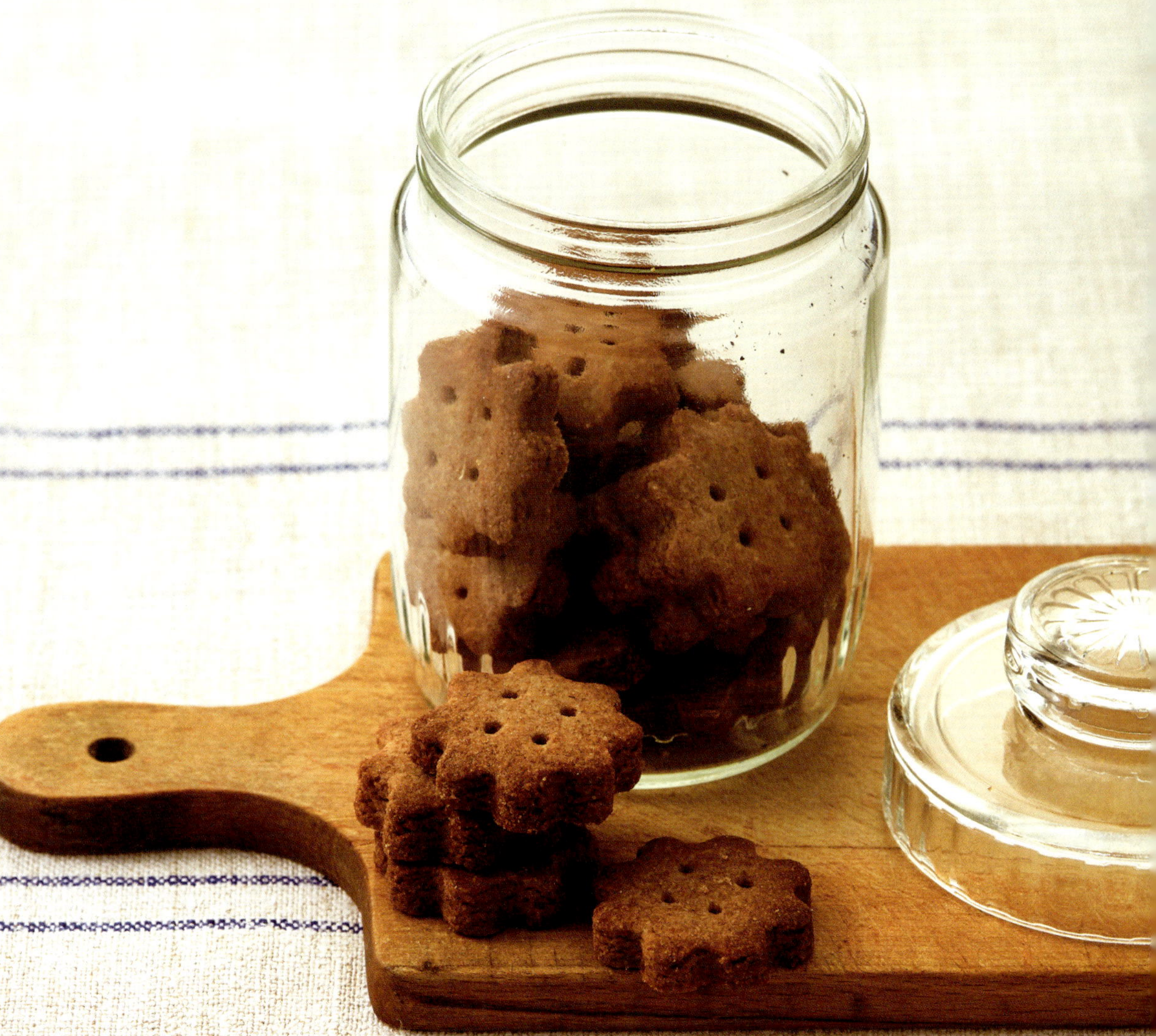

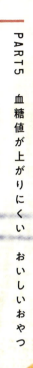

糖質・塩分・熱量（1人分）

41.2g | 1.5g | 416kcal

食物繊維　鉄分　フラボノイド　ビタミンB群　ビタミンC&E　BCAA　マンガン

噛みしめるほどに全粒粉の味わいが広がる、やさしいおいしさ

全粒粉で作るスパイスクッキー

【材料・4人分】

全粒粉…120g

A
- バター（上澄み）…50g
- お好みのスパイス（こしょう、カルダモン、シナモン、ナツメグ、クローブなどの粉末）…適量
- メープルシロップ…20g
- 塩…ひとつまみ

【作り方】

1 Aのバターは常温でやわらかくする。ボウルにAを入れ、泡だて器で混ぜる。全粒粉を加え、ゴムベラで練らないように混ぜる。

2 ❶をひとまとめにして30cm四方のラップに挟み、麺棒で5mm厚さに伸ばす。冷蔵庫で10分冷やす。

3 好みの型で抜き、竹串で数カ所穴を開ける。170℃に予熱したオーブンで18分ほどこんがりと焼く。室温になるまで冷まし、乾燥材を入れて密閉する。

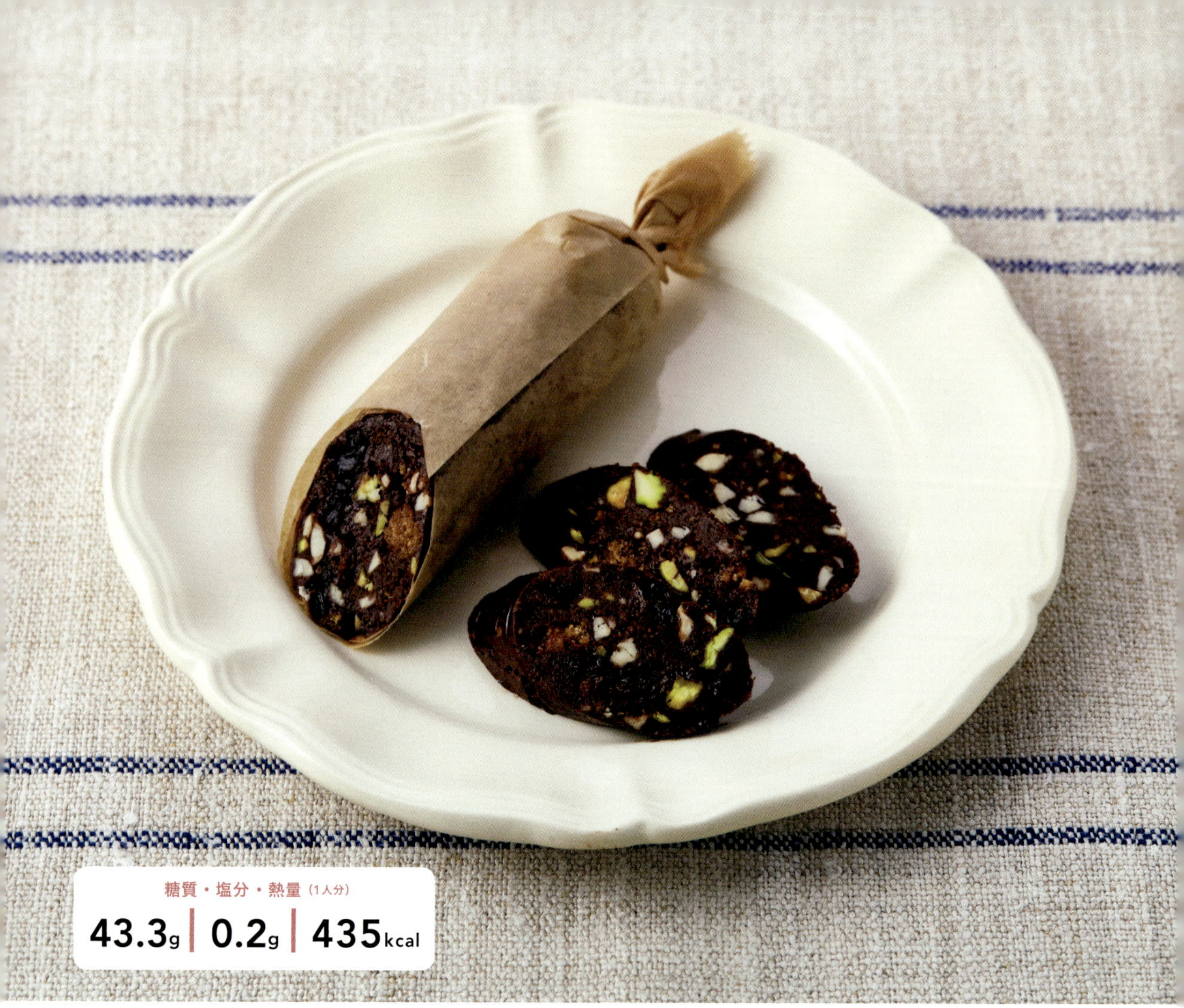

糖質・塩分・熱量（1人分）

43.3g | 0.2g | 435kcal

食物繊維　鉄分　フラボノイド　ビタミンB群　ビタミンC&E　BCAA　マンガン

チョコは甘みの少ないブラックタイプを選ぶのがポイント

ドライフルーツとナッツ入りサラミチョコレート

【材料】

ビターチョコレート…75g
洋酒漬けドライフルーツ、
　ミックスナッツ（素焼き）…各25g
P103の「全粒粉で作るスパイスクッキー」（市販の全粒粉クラッカーで代用してもOK）…25 g
バター（上澄み）…25 g

【作り方】

1 チョコレート、ナッツ、クッキーはあらく砕く。

2 ボウルにチョコレートとバターを入れ、50℃のお湯で湯せんして溶かす。

3 湯せんから外し、ドライフルーツ、❶のナッツとクッキーを混ぜる。

4 台に30㎝四方のラップを広げ、❸を手前にのせて直径3㎝、20㎝長さのサラミ状に形を整え、しっかりと包む。氷水に15分ほど漬けて冷やしかためる。

5 水分を取り、ラップごと斜め8㎜幅に切り、ラップを外す。

食物繊維 | 鉄分 | フラボノイド | ビタミンB群 | ビタミンC&E | BCAA | マンガン

メープルバターを塗ってからしばらく休ませると、しっとり感アップ

全粒粉ロールケーキ　メープルバター風味

【材料】

全粒粉…60g
ベーキングパウダー…小さじ1/2
卵…2個
はちみつ…40g
メープルシロップ…10g
バター（上澄み）…30g

【作り方】

1. オーブンの天板に4辺を1〜2cm立ち上げたクッキングシートを敷く。
2. 全粒粉とベーキングパウダーを混ぜる。
3. ボウルに卵を溶き、はちみつを加えて、60℃のお湯で湯せんしながらもったりするまで泡だて器で泡立てる。
4. ❸に❷を加えてさっくり滑らかになるまで混ぜ、❶に流して表面を平らにする。
5. 180℃に予熱したオーブンで9分焼き、乾燥しないようにふきんをかぶせて冷ます。
6. バターを常温に置いてやわらかくし、メープルシロップを加えて混ぜる。❺の表面に塗り、端からロール状に巻く。クッキングシートでキャンディ状に包み、冷蔵庫で30分冷やす。好みの厚さにカットする。

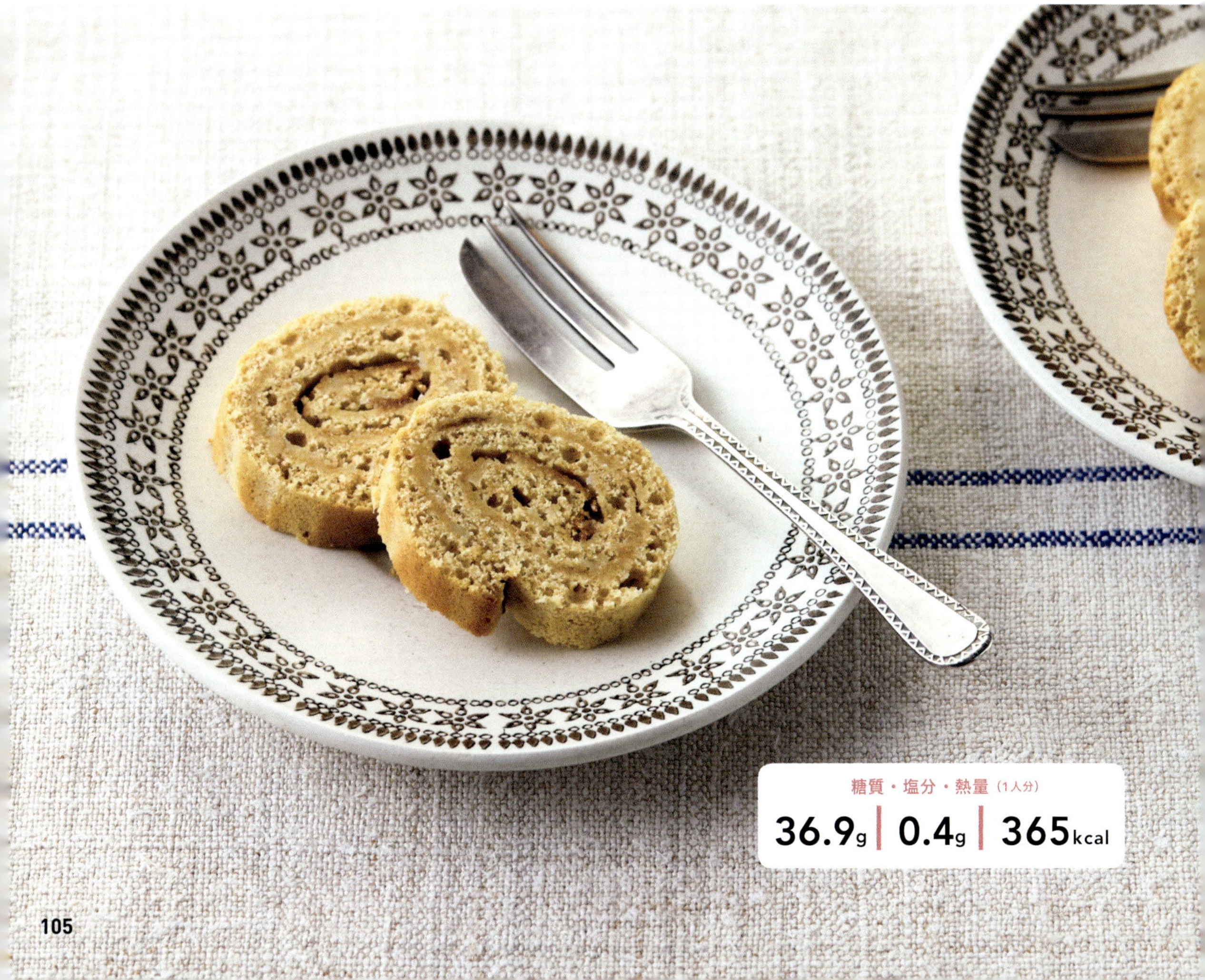

糖質・塩分・熱量（1人分）

36.9g | 0.4g | 365kcal

食物繊維　鉄分　フラボノイド　ビタミンB群　ビタミンC&E　BCAA　マンガン

クリームチーズは低 GI なのでおやつに◎。ただし砂糖は組み合わせないこと

チーズケーキ

【材料・直径15cmの丸型1台分】

全粒粉のスポンジ生地
- 卵…1個
- メープルシロップ…30g
- 全粒粉…60g
- バター（上澄み）…5g

チーズクリーム
- クリームチーズ（室温に戻す）…300g
- メープルシロップ…50g
- 溶き卵…2個分
- レモン汁…5㎖

【作り方】

1 スポンジを作る。型の底と側面にクッキングシートを敷く。バター（上澄み）は湯煎で溶かす。卵は、卵黄と卵白に分ける。

2 ボウルに卵黄とメープルシロップを入れて、もったり白っぽくなるまで泡だて器でかき混ぜる。

3 別のボウルに卵白を入れて泡だて器で角が立つまで泡立て、❷に加えてさっくり混ぜ、全粒粉を加えて手早く混ぜる。さらにバターを加えてさっくり切るように混ぜ、型に流して170℃に予熱したオーブンで15分焼く。

4 チーズクリームを作る。ボウルにクリームチーズを入れて泡だて器で混ぜ、メープルシロップ、溶き卵、レモン汁の順で滑らかに混ぜ合わせる。

5 ❸を❹に流し入れて、160℃のオーブンで25分焼く。竹串を刺して何もついてこなければ取り出し、型に入れたまま冷ます。室温になったら、冷蔵庫で1時間以上冷やす。

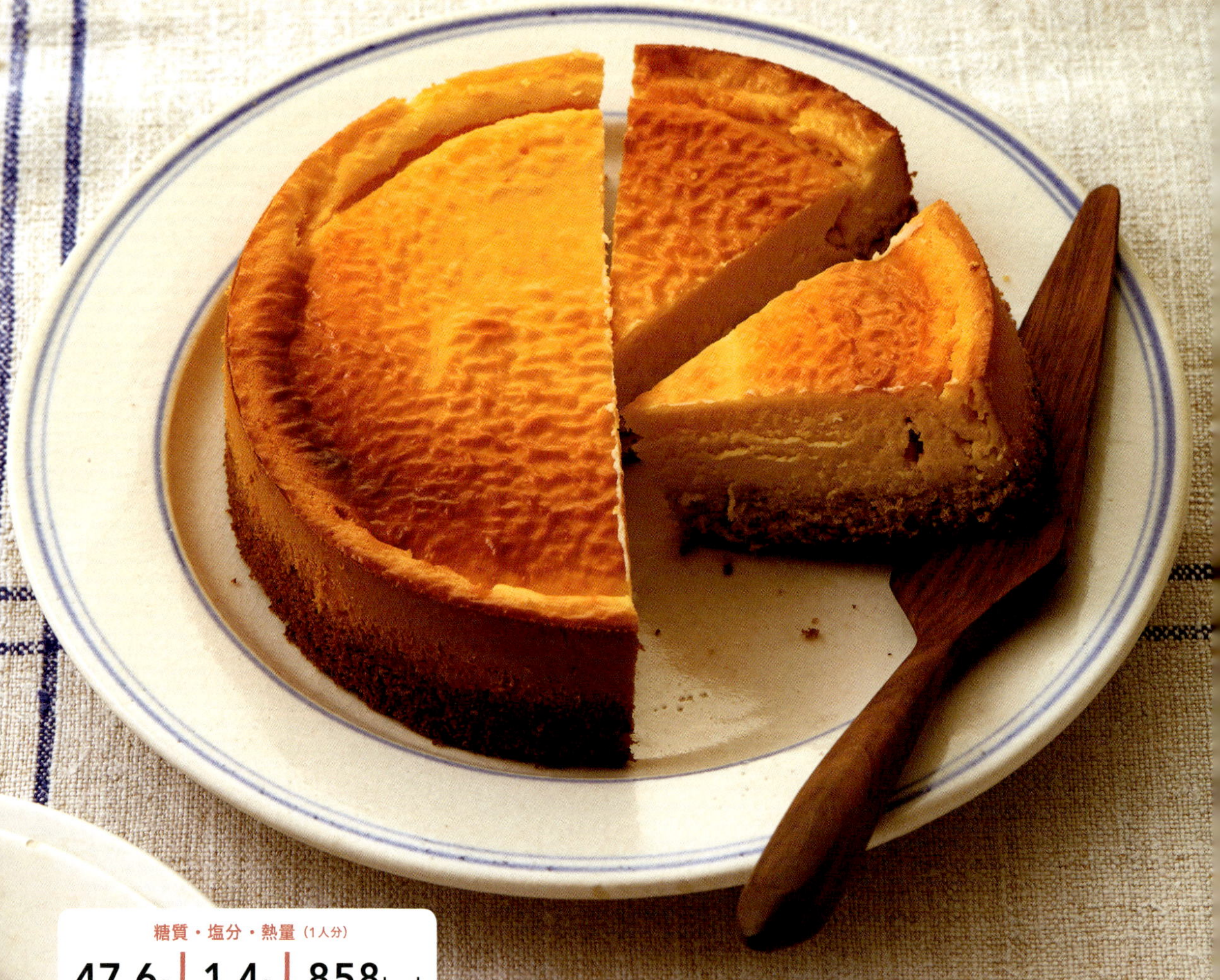

糖質・塩分・熱量（1人分）

47.6g | 1.4g | 858kcal

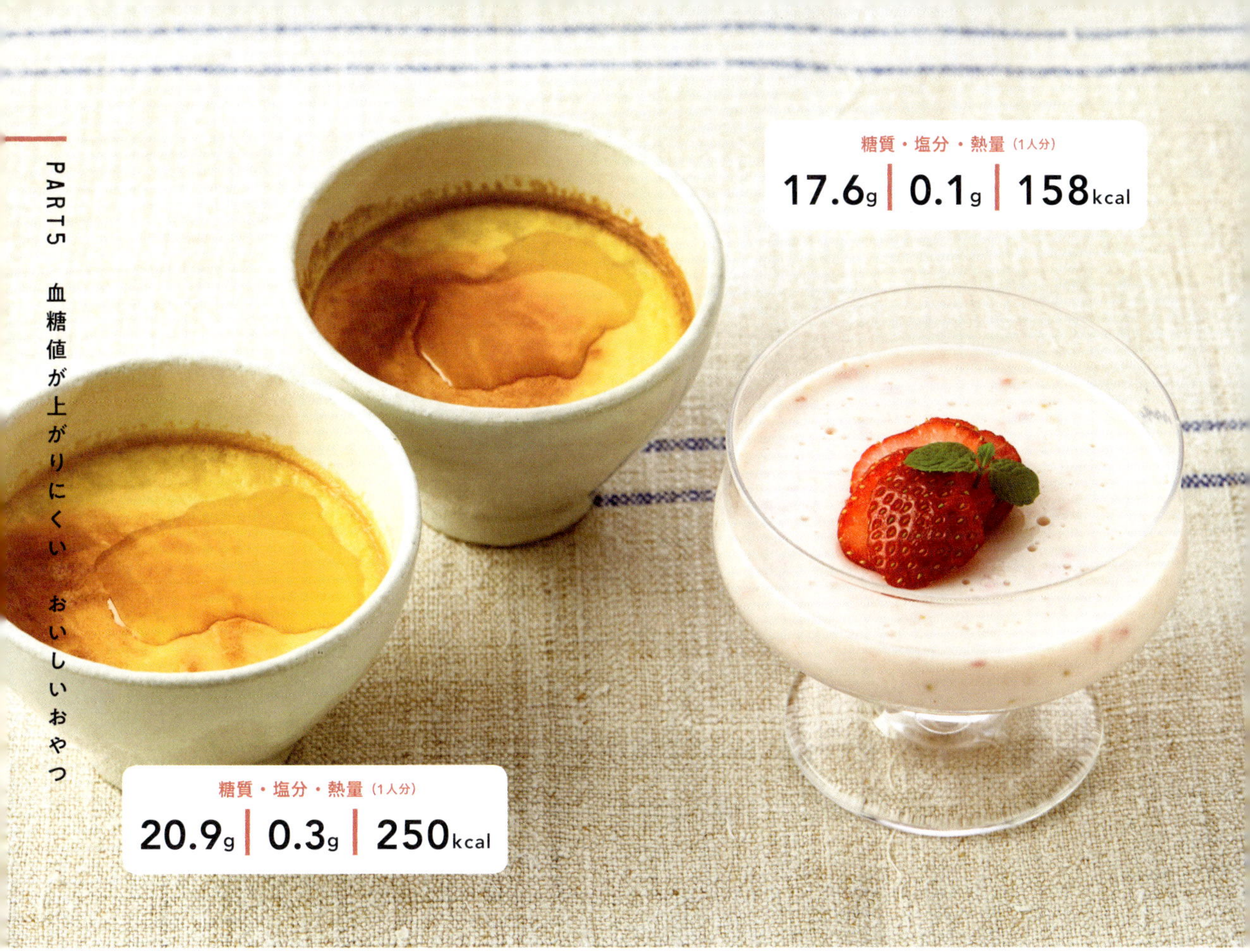
糖質・塩分・熱量（1人分）
17.6g | 0.1g | 158kcal
糖質・塩分・熱量（1人分）
20.9g | 0.3g | 250kcal

食物繊維 鉄分 フラボノイド ビタミンB群 ビタミンC&E BCAA マンガン

糖類のなかでもGI値の低い
メープルシロップを使って

豆乳プリン

【材料・4人分】

豆乳…300mℓ

A 溶き卵…3個分
A メープルシロップ…30g

メープルシロップ…小さじ4

【作り方】

1. 鍋に豆乳を入れて温める。
2. ボウルにⒶを入れて混ぜ、❶を加えて混ぜる。こし器でこしながら耐熱容器に流し入れ、160度のオーブンで25分湯せん焼きにする。
3. ❷を冷水にあてて冷やし、メープルシロップをかける。

食物繊維 鉄分 フラボノイド ビタミンB群 ビタミンC&E BCAA マンガン

いちごはビタミンC豊富で低GIなので、
果物の中で特にオススメ

いちごと豆乳のゼリー

【材料・4人分】

粉ゼラチン…10g

A いちご…100g
A 豆乳…400mℓ
A はちみつ…20g

いちご（飾り用）…4個

ミント…少々

【作り方】

1. 50mℓの水にゼラチンを振り入れて混ぜ、10分置く。
2. Ⓐのいちごはヘタを取りあらみじん切りにして、残りのⒶと一緒にブレンダーにかけて滑らかにする。ボウルに取り出す。
3. ❶を湯せんで溶かして❷に加え、混ぜ合わせる。ボウルの底を冷水にあてて冷やし、とろみがついてきたら器に流し入れる。
4. 冷蔵庫で30分以上冷やし固める。飾り用のいちごはヘタを取って3mm幅に切り、ミントとともに❸の上に飾る。

COLUMN
5

歩くだけでも大丈夫？ 糖尿病予防に適した運動

草食動物である牛と馬の消化管の違いをご存知ですか。牛も馬も草しか食べていませんが、どちらにも草の主成分であるセルロースを分解する酵素はありません。では、どうやって草の主成分であるセルロースを分解しているのでしょうか。

牛は胃が4つもあって、その中に微生物を住まわせてセルロースを分解させ胃が吸収できる成分を作っています。さらに、増殖した微生物が死んだら、その菌体が最後の胃で分解・吸収されるので十分なタンパク質を取ることができます。これが牛に4つも胃がある理由です。

一方、馬には胃は一つしかなく、微生物は人間と同じように小腸以下の盲腸、大腸と言った消化器官にしか住んでいません。そのため、馬は死んだ細菌の菌体を栄養素として吸収することができないので、菌体の成分であるタンパク質が不足がちになります。必要なタンパク質を得るためには、草の中にある炭水化物の摂取量を増やすしかないため、どうしても過食になります。この過剰に取った炭水化物をエネルギーに変えて消費するためには、草原を走りまわる必要があるのです。

私たち人間は、馬と同じ単胃動物ですが、馬と違って炭水化物を大量に取らなくても肉や卵などを食べることによってタンパク質を摂取することができます。しかし、馬のように常に走り回らないにもかかわらず過剰に炭水化物を食べ続ける人がいます。狭い牛舎で大量の餌を与えられて育てられた脂肪だらけの筋肉を持つ高級和牛と似ています。

炭水化物をエネルギーに変えずにいると確実にメタボになってしまいますが、日々忙しい方にスポーツクラブに行って運動しなさいと言っても続くわけがありません。そこで、毎日移動するために行っている「歩行」を活用しましょう。

現代人は歩く機会が少なくなりましたが、歩幅を広くして股関節に負荷をかけ、背筋を伸ばして毎日歩行することによって肩甲骨と腰の筋肉の血行改善を促すことができます。身体の中で最も大きな筋肉は、体幹の筋肉と太ももの筋肉です。筋肉を鍛えることによってミトコンドリアの数を増やし、エネルギー効率を高めて基礎代謝を上げることが、糖尿病と肥満の予防に効果的です。

当然ですが、きちんとした運動によって全身の血流を増加させ、血管を拡張させることは、薬を一つ飲むのと同じ効果を発揮します。

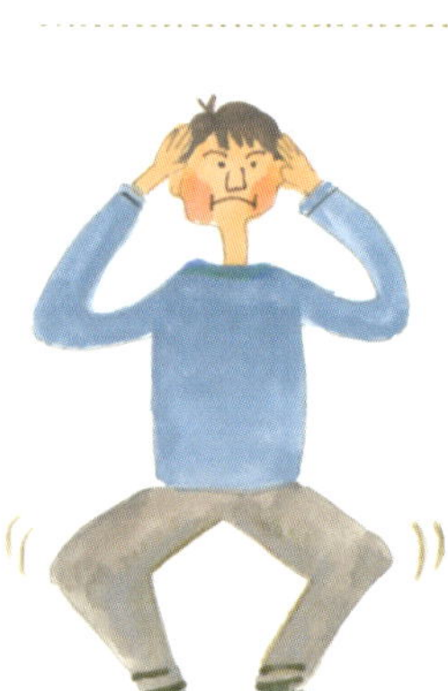

主材料別インデックス

卵・大豆加工品・その他

Staff

調理アシスタント	飛鳥井眞弓、青野晃子 杉山麻衣子、川出利枝
栄養計算	北嶋佳奈
撮影	三輪友紀(スタジオダンク)
スタイリング	木村 遥
イラスト	二木ちかこ
執筆協力	竹川有子、穂積直樹
デザイン	スタジオダンク
企画・制作	スタジオポルト

糖尿病を予防する
血糖値が上がりにくい
おいしいレシピ

2019年8月31日　初版第1刷発行

著者　氏家 弘・川上 文代
発行者　滝口直樹
発行所　株式会社マイナビ出版
〒101-0003
東京都千代田区一ツ橋2-6-3　一ツ橋ビル2F
Tel. 0480-38-6872(注文専用ダイヤル)
Tel. 03-3556-2731(販売)
Tel. 03-3556-2735(編集)
E-mail：pc-books@mynavi.jp
URL：http://book.mynavi.jp
印刷・製本　凸版印刷株式会社

［注意事項］

・本書の一部または全部について、個人で使用するほかは、著作権法上、株式会社マイナビ出版および著作権者の承認を得ずに無断で複写、複製、転載、翻訳することは禁じられています。

・本書について質問等ありましたら、上記メールアドレスにお問い合わせください。インターネット環境がない方は、往復ハガキまたは返信用切手、返信用封筒を同封の上、株式会社マイナビ出版 編集第2部書籍編集1課までお送りください。

・乱丁・落丁についてのお問い合わせは、TEL：0480-38-6872（注文専用ダイヤル）、電子メール：sas@mynavi.jp までお願いいたします。

定価はカバーに記載しております。

©Hiroshi Ujiie 2019　©Fumiyo Kawakami 2019
©STUDIO PORTO 2019
©Mynavi Publishing Corporation 2019

ISBN978-4-8399-6742-0　C2077
Printed in Japan

監修

氏家 弘（うじいえ・ひろし）

東京労災病院 脳神経外科顧問、ブルースカイ松井病院 脳神経外科部長。

1978年に医師となり、1986年に飯山赤十字病院で脳神経外科部長となる。2000年より東京女子医科大学・脳神経センター脳神経外科で講師に。2004年、同助教授。2009年より東京労災病院脳神経外科部長、2015年同院副院長。趣味は読書と美味なワイン。最近は「少年老い易く、学成り難し」という言葉を痛感。残りの人生をかけて市井に貢献すべく、現在は脳神経外科医の傍ら、物理数学、栄養学、生化学、分子生物学、熱力学などの勉学に励む。

料理

川上 文代（かわかみ・ふみよ）

料理研究家。「デリス・ド・キュイエール川上文代料理教室」主宰。

中学3年生より池田幸恵料理教室で学ぶ。辻調理師専門学校を卒業後、同校職員として大阪校、フランス・リヨン校、エコール辻東京にて12年間勤務。1996年より東京・渋谷に「デリス・ド・キュイエール川上文代料理教室」を開校。フレンチ、イタリアン、パティスリー、基本の家庭料理などさまざまな料理の提案と確かな技術に定評がある。テレビや雑誌等へのレシピ提供、企業での料理開発など幅広く活躍。出身地の千葉県館山クッキング大使でもある。